U0344169

新型冠状病毒肺炎
大众防护与心理疏导

湖南省精神医学中心
中国医学救援协会心理救援分会　　　　　　　◎编
国家精神心理疾病临床医学研究中心（中南大学湘雅二医院）

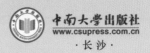

中南大学出版社
www.csupress.com.cn
·长沙·

图书在版编目(CIP)数据

新型冠状病毒肺炎大众防护与心理疏导／湖南省精神医学中心，中国医学救援协会心理救援分会,国家精神心理疾病临床医学研究中心(中南大学湘雅二医院)编. —长沙：中南大学出版社，2020.2(2021.10重印)

ISBN 978-7-5487-3977-7

Ⅰ.①新… Ⅱ.①湖… ②中… ③国… Ⅲ.①日冕形病毒－病毒病－肺炎—心理疏导 Ⅳ.①R395.6

中国版本图书馆 CIP 数据核字(2020)第 020636 号

新型冠状病毒肺炎大众防护与心理疏导

XINXING GUANZHUANG BINGDU FEIYAN DAZHONG FANGHU YU XINLI SHUDAO

湖南省精神医学中心

中国医学救援协会心理救援分会　　　　　　　　　　　　◎ 编

国家精神心理疾病临床医学研究中心(中南大学湘雅二医院)

□责任编辑　刘 莉　彭辉丽　陈应征

□责任印制　唐 曦

□出版发行　中南大学出版社

　　　　　　社址：长沙市麓山南路　　　　　邮编：410083

　　　　　　发行科电话：0731-88876770　　传真：0731-88710482

□印　　装　湖南省众鑫印务有限公司

□开　　本　710 mm×1000 mm 1/16　□印张 9.5　□字数 104 千字

□互联网+图书　二维码内容　音频 2 时 53 分 37 秒　视频 47 分 1 秒

□版　　次　2020 年 2 月第 1 版　□印次 2021 年 10 月第 4 次印刷

□书　　号　ISBN 978-7-5487-3977-7

□定　　价　28.80 元

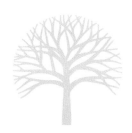

《新型冠状病毒肺炎大众防护与心理疏导》编委会

主　审 ◎ 王小平

主　编 ◎ 李卫晖　　肖　涛

副主编 ◎ 王轶娜　　张　丽　　王枭冶

　　　　　华颂文　　李亚敏

编　者 ◎（以姓氏笔画为序）

　　　　　王　玲　　　刘雅丽　　　李晓娟

　　　　　何　莉　　　汪健健　　　张春燕

　　　　　欧阳沙媛　　罗兴伟　　　赵晓华

　　　　　胡牡丽　　　袁　睆　　　彭　旻

　　　　　廖佳颖

序 Preface

　　鼠年的春节显得特别漫长，一场突如其来席卷武汉、中国乃至全球的新型冠状病毒肺炎，给人类带来巨大的压力和挑战。每天媒体上的各种信息铺天盖地，让人们本就紧张的神经变得更加敏感。面对危及生命的灾难时，我们都会处在一种应激状态，那么我们该如何智慧应对，平安度过？

　　面对突如其来的严重的传染病疫情，从精神心理危机干预的角度讲如何自我调节，无非是四个方面：第一，要有效地获取权威的、科学的、正性的信息，过少不清晰、过多不确定的信息都易使人产生焦虑；第二，要保持理性的观念与心态，勇敢面对现实，而不是怨天尤人；第三，要有必胜的信心，要相信办法永远比困难多，多看事物正性的一面；第四，要保持良好的身心状态，包括保持科学的自我防范，及时调整自己的生活日程，认识到某些负性情绪是应激状态下的正常反应，及时疏泄自己的不良情绪，多与亲友们交流，抱团取暖，共渡难关。

　　然而，无论是每天面对数千新增病例数字等待胜利的后方大众，还是穿着厚重"蚕蛹式"防护服战斗在生死一线的医护战士们，以及面对重重困境要做出正确决断的决策者们，要保持良好的心身状态来面对强敌，谈何容易。因此，由湖南省精神医学中心、中国医学救援协会心理救援分会、国家精神心理疾病临床医学研究中心（中南大学湘雅二医院）组织在公共卫生突发事件应对方面有丰富经验的多学科专家，根据此次疫情的特点和大众的常见问题，编写了这本简洁明了、通俗易懂的如何自我应对的科普书籍，希望能为这场全民保卫战提供一些有用的武器。

期待读者们能从此书中找到有利于自我身心调节以及科学防范的方法，保持良好的心身状态，迎接胜利！

2019 年冬日还有两天，春天就要来了！

李凌江

谨识于中南大学湘雅二医院

2020 年 2 月 2 日

李凌江，中南大学湘雅二医院教授，一级主任医师，博士生导师，中华医学会精神医学分会主任委员，《中华精神科杂志》总编辑。

CONTENTS 目录

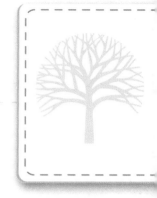

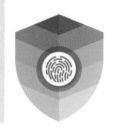

扫一扫，看视频

CONTENTS 目录

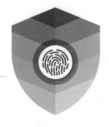

疾病篇

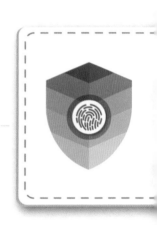

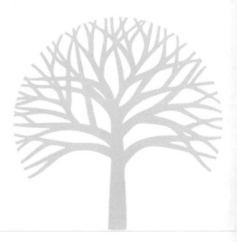

1. 人类与病毒的抗争史

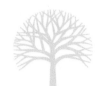

人类与病毒的抗争从来都是一部血泪史。自然界已知病毒有将近 5000 种，随着科学技术的发展，新病毒不断被发现。人类至今已有 300 万年的历史，而病毒却已有 30 多亿年的历史。人类与病毒在历史的进程中不断进化，有时能和平共处，有时病毒会突然变异攻击人类。即使是高级哺乳动物，人类也往往逃脱不了被病毒感染的命运。历史上有记载的病毒暴发，就有天花、埃博拉、SARS 等，这里重点介绍几种集中暴发的病毒。

1.1 流感病毒

流行性感冒（简称"流感"）可能是我们最熟悉的疾病了，也是导致每年冬春季医院爆满的罪魁祸首之一。很多人会想，"不就是感冒吗？喝喝热水，保保暖，扛一扛就过去了"，殊不知，流感造成的严重后果常让人措手不及。

1918—1919 年，西班牙流感曾造成全球 5000 万人死亡，超过了第一次世界大战死亡人数。百年后的今日，流感仍是威胁人类健康的重要杀手。美国疾病控制与预防中心（CDC）统计数据显示，2019 年 10 月 1 日到 2020 年 1 月 25 日，乙型流感病毒已导致 1900 万人感染和至少 1 万人死亡。国家卫生健康委员会疾病预防控制局统计数据显示，2019 年 1—8 月，我国流感发病数有 205.46 万例，死亡人数为 280 人，较 2018 年全年增加了 127 人。

流感是传染性极强的呼吸道传播疾病，分为甲、乙、丙三型，常见的是甲型。流感的症状与普通感冒大致相似，但是部分患者症状较普通感冒严重，会出现持续高热、头痛、肌肉疼痛、全身乏力等症状。若持续时间达两周以上，则容易合并肺炎、心肌炎、脑炎等重症。流感的易感人群为老年人、儿童、慢性病患者、服用免

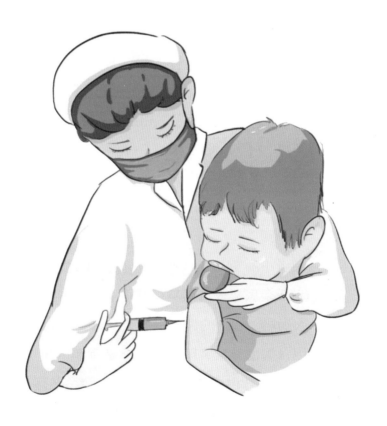

疫抑制剂患者（移植手术后）。近几年，常有新闻报道患者因流感疏忽治疗进而并发心肌炎甚至心脏骤停的病例。目前，已有治疗流感的有效药物，但从预防角度、社会效益、个人体验上来看，接种流感疫苗还是最优手段。虽然接种流感疫苗不能百分之百保证不得流感，但是此举能有效降低流感感染的严重程度，减少并发症的发生。因此，建议有条件的居民在每年9、10月份去社区医院接种流感疫苗（保护性抗体产生还需半个月）。由于半岁以下的婴儿不能接种流感疫苗，医生建议其抚养人接种流感疫苗以避免感染。

✚ 1.2 SARS 病毒

2002—2003 年源于中国，后席卷全球的非典型性肺炎（简称"非典"，又称 SARS），导致患者出现严重急性呼吸综合征。患者表现为持续的高热、咳嗽及呼吸困难，并具有较强的传染性。

SARS 集中暴发于北京、广州、香港，后蔓延至东南亚及全球。世界卫生组织相关数据显示，2002 年 11 月到 2003 年 7 月全球有 8096 人感染，死亡数为 774 人，病死率约为 9.56%，青壮年为高发群体。感染者中有近 1/3 为医务人员，如北京大学人民医院"非典"期间有 93 名医务人员感染，其中急诊科 62 名医务人员有 24 人感染，2 人殉职。疫情的大量暴发直接导致了该院封院隔离。中国香港、中国台湾也有多名医务人员感染殉职的报道。SARS 致死致残率高，幸存者有很多治疗后遗症，如髋关节坏死等，在当时造成了极大的恐慌。香港为阻止疫情蔓延，采取封校、封关等措施，一度被称为"孤城"。为有效应对 SARS 危机，北京在 7 天内建设小汤山医院，严格把控感染，收治了全国将近 1/7 的"非典"病人，取得了患者治愈率 99%、医务人员零感染的成绩。

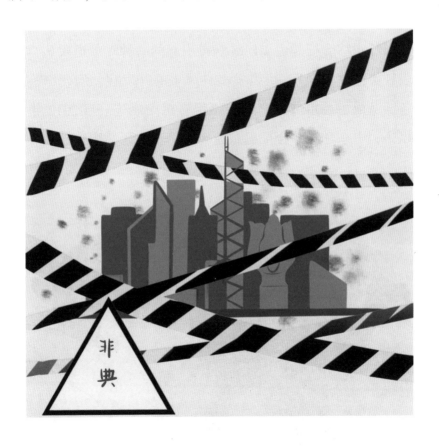

📋 1.3 MERS 病毒

MERS 病毒又被称为中东呼吸综合征冠状病毒，可能由骆驼传播给人类。2012 年 7 月 24 日，科学家在沙特阿拉伯一名死亡的 60 岁男性患者体内首次发现 MERS 病毒。

中东地区是 MERS 病毒集中传播的地区，绝大多数病毒感染者生活于该地区，但随着世界贸易、旅游、宗教等活动的开展，MERS 病毒逐渐从中东地区传播至欧洲、非洲、亚洲和北美洲的 20 多个国家。

中东呼吸综合征是由 MERS 病毒引起的一种呼吸道疾病，早期临床表现类似"非典"，可引发多种严重的并发症，病死率高，对世界各国造成了严重威胁，近些年仍有感染痕迹。自 2012 年首次报告以来，中东呼吸综合征已致死 803 例，病死率达 35.5%。

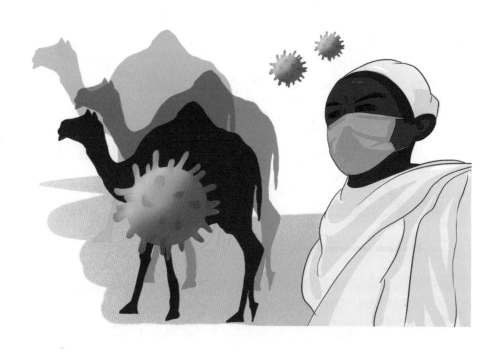

　　埃博拉病毒是一种能引起人类和其他灵长类动物产生埃博拉出血热的烈性传染病病毒，因 1976 年暴发于南苏丹和刚果民主共和国（旧称扎伊尔）交界的埃博拉河流域附近而得名。它会引起一种烈性传染性疾病，病死率为 25%～90%，平均病死率高达 50%。1994 年，扎伊尔埃博拉疫情暴发，导致 30% 的医生和 10% 的护士感染，当地医疗系统瘫痪。2000 年，乌干达暴发埃博拉疫情，由于按照当地文化传统，哀悼人员在安葬仪式上需要直接接触死者尸体，从而导致葬礼过后哀悼者全部死亡。2014—2016 年，几内亚、利比里亚、塞拉利昂出现埃博拉疫情，导致 1.1 万人

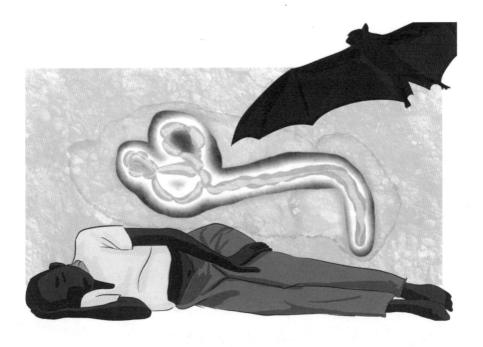

死亡，该事件亦被世界卫生组织（WHO）定为"国际关注的突发公共卫生事件。2017年至今，刚果民主共和国仍有埃博拉疫情暴发，由于当地的战乱以及民众对疾病的误解、抵触医务人员等，病死率仍然居高不下。

果蝠被认为是埃博拉病毒的自然宿主。科学家认为，最初可能是当地居民接触了蝙蝠的唾液或粪便，使得该病毒由动物传播给人类。人与人之间的传播多因接触患者或死者的血液、体液、粪便、呕吐物或被其污染的物品。感染者会出现发热、呕吐、头痛、严重出血等症状，有人形容其惨状如"七窍流血""活人在眼前融化"。WHO及其合作伙伴在2014年西非疫情大暴发时成立了联合国埃博拉应急特派团，指导当地救援，包括增加治疗床位、雇佣和培训以安全和有尊严的方式埋葬尸体的团队、提高诊断能力、发动酋长等进行社会动员、研制疫苗，以阻断病毒传播。

1.5　小结

随着人类文明的发展，城市化进程进一步加快，人们在城市高度聚集化。随着交通工具和运输网络的发展，病毒可以在短时间内迅速散播到全球。可以说，人类社会的发展给病毒传播创造了更为有利的条件。

许多未知病毒还未被人类发现，且病毒变异非常迅猛，因此，人类与病毒抗争的历史不会终结，人类在任何时刻都不能放松警惕。幸运的是，随着科学技术的不断进步，我们认识和了解病毒的方式越来越多，战胜病毒的武器也越来越多。

2. 新型冠状病毒是什么?

经国家权威机构及相关部门认定，新型冠状病毒是导致此次肺炎疫情的罪魁祸首。目前，中华人民共和国国家卫生健康委员会（简称"国家卫健委"）已将新型冠状病毒肺炎纳入《中华人民共和国传染病防治法》规定的乙类传染病，并采取甲类传染病的预防、控制措施。

很多人可能是第一次听到"新型冠状病毒"这个名字。那么，它到底是什么呢？

2.1 新型冠状病毒是什么?

首先，顾名思义，它是一种病毒，就像流感病毒、疱疹病毒、艾滋病病毒、埃博拉病毒等，都属于病毒大家族。但是，为什么称它"新型冠状病毒"呢？因为在此之前，就有冠状病毒的存在。冠状病毒是自然界中广泛存在的大型病毒家族，这个家族的成员有一个共同的特点，那就是在显微镜下看上去都像皇冠一样。

目前已知的可引起人类感染的冠状病毒有 7 种，它们有的可以引起普通感冒，有的可以引起一些较严重的疾病如中东呼吸综合征（MERS）和严重急性呼吸综合征（SARS）。冠状病毒除感染人以外，还可以感染猪、牛、猫、狗、骆驼、蝙蝠、老鼠、刺猬、竹鼠等动物。很多野生动物都有可能成为冠状病毒的常见宿主，它们也极有可能是这次大疫情暴发的帮凶。

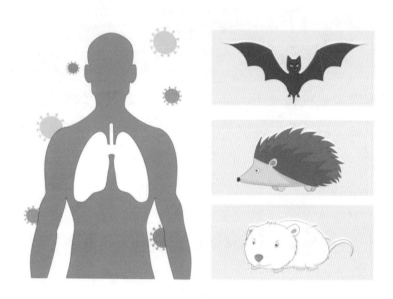

2020年1月12日，世界卫生组织把这次引起大家关注的新病毒元凶命名为"2019新型冠状病毒"（2019 novel coronavirus，简称2019-nCoV）。

大家肯定好奇这个让我们害怕不已的新型冠状病毒到底是什么样的。微生物学专家告诉我们：冠状病毒有4个属，新型冠状病毒属于其中的β属，有包膜（就像是外面穿了一件塑料雨衣），颗粒呈圆形或椭圆形，常为多形性，直径60～140 nm（体积极小，肉眼是看不见的）。

这个新型冠状病毒的基因特征与曾引起"非典"的病毒SARS-CoV、引起中东呼吸综合征的病毒MERS-CoV有明显区别。

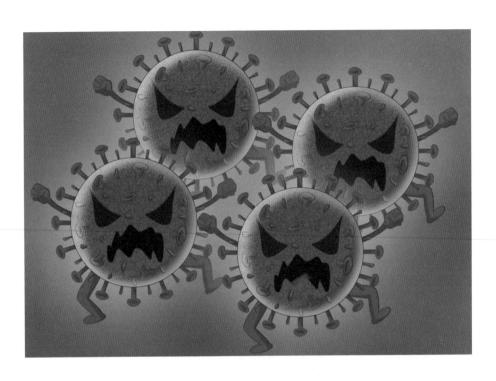

目前，研究显示这种新型冠状病毒与蝙蝠 SARS 样冠状病毒（bat-SL-CoVZC45）长得很像（同源性达 85% 以上）。换句话说，它俩可能是近亲。

　　目前，科学家对新型冠状病毒还不是十分了解，对冠状病毒理化特性的认识多来自对 SARS-CoV 和 MERS-CoV 的研究。这种新病毒比较怕热、怕晒太阳（对紫外线和热敏感），在 56℃ 以上温度中只能存活 30 分钟，可被乙醚、75% 酒精、含氯消毒剂、过氧乙酸和氯仿等脂溶剂有效灭活（即杀死），不能被氯己定有效灭活。

疾病篇

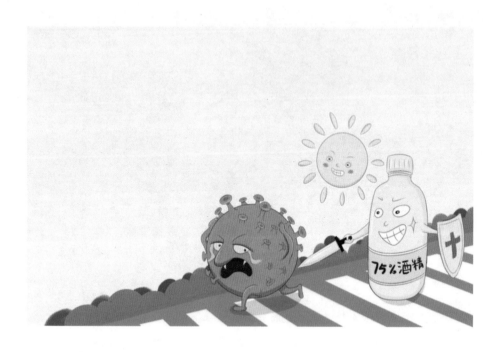

　　还有一个大家更关心的重要问题：新型冠状病毒到底是如何传给我们的呢？目前所见传染源主要是新型冠状病毒感染的患者，无症状感染者也可能成为传染源。经呼吸道飞沫传播是其主要传播途径，也可通过接触传播（包括手污染导致的自我接种）以及不同大小的呼吸道气溶胶近距离传播。目前，近距离飞沫传播是最主要的传播途径。

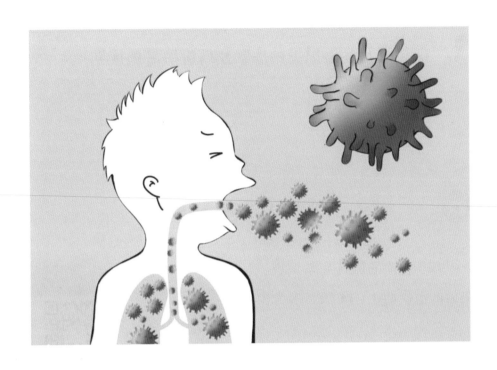

✚ 2.4   哪些人容易被传染呢?（易感人群）

人群普遍易感!

新型冠状病毒肺炎在免疫功能低下和免疫功能正常人群均可发生，与接触病毒的量有一定关系。免疫功能较差的群体，如老年人、孕产妇或者肝肾功能异常、有慢性病的人群被感染后病情会更严重。

3. 新型冠状病毒感染的症状及与流感等的区别

3.1 被新型冠状病毒感染了多久会发病?

基于目前的流行病学调查,新型冠状病毒感染后的潜伏期 1~14 天,多为 3~7 天。

我接触了疑似患者,没有症状,会不会传染给别人?

3.2 被新型冠状病毒感染后会有哪些表现?

新型冠状病毒肺炎起病多以发热为主要表现,可合并轻度干咳、乏力、呼吸不畅、腹泻等症状,流涕、咳痰等症状少见。部分患者起病症状轻微,可无发热,仅表现为头痛、心慌、胸闷、结膜炎、轻度四肢或腰背部肌肉酸痛。部分患者在一周后出现呼吸困难,严重者病情进展迅速。

新型冠状病毒肺炎有什么症状?

多数患者预后良好,儿童病例症状相对较轻。少数患者病情危重,甚至死亡。死亡病例多见于老年人和有慢性基础疾病者。

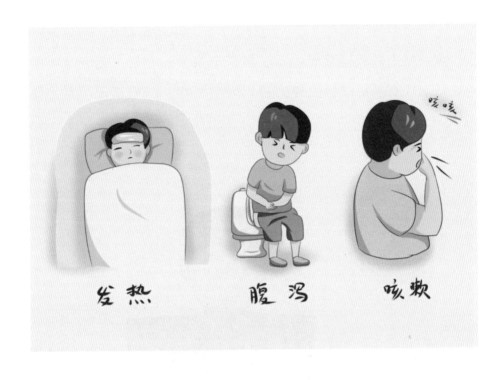

发热　　　　　腹泻　　　　　咳嗽

有人或许会问：新型冠状病毒肺炎的症状好像和大家平时熟悉的普通感冒以及流感的症状很像，它们之间有什么区别吗？

其实这三种疾病都是呼吸科疾病，因症状相似很容易被理解。然而，此三者的传染性、对机体的杀伤力（致病力）却截然不同。

（1）普通感冒是什么？

普通感冒是指一般人由着凉、劳累等因素引起的以鼻咽部上呼吸道症状为主要表现的疾病，最明显的症状就是鼻塞、流涕、打喷嚏，咳嗽出现较晚，没有明显发热，即使发热，48～72 小时即恢复正常，且使用退烧药的效果好，对体力、食欲没有明显影

疾病篇

响，一般也没有明显的头痛、关节痛、周身不适等症状。普通感冒的患者一般上呼吸道症状很重，但是全身表现很轻，没有呼吸困难，甚至还有一定的精力体力可以继续工作，一般来说没有生命危险。

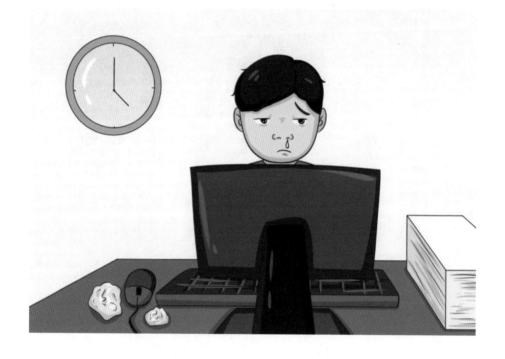

（2）流行性感冒是什么？

流行性感冒（简称流感）则是由流感病毒引起的呼吸道疾病，通常不仅仅是上呼吸道问题，还会引起下呼吸道感染，也就是肺炎。流感患者往往发病急，症状严重，会发热，体温可能在发病一两天内就会上升到39℃以上，头痛、肌肉乏力、食欲下降等全身症状明显。流感患者多能检测到甲型或乙型流感病毒。得了流感的人常常会自我感觉病情严重并着急地去医院就医。对老人、孩子、肥胖者、孕妇或有基础疾病的人群来说，流感可以导致重症肺炎甚至死亡。从全球范围来说，每年都有不同程度的流感流行或暴发，疫情严重的时候死于流感的人也很多。

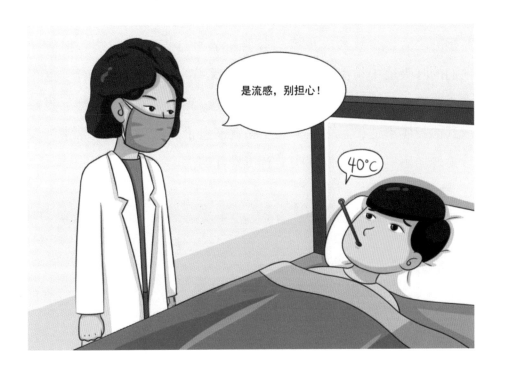

（3）新型冠状病毒肺炎与普通感冒及流感的区别是什么？

较之普通感冒与流感，新型冠状病毒肺炎的传染性更强。多数患者起病相对比较缓，尤其是在发病的前三天，会有一点低烧、咳嗽（多为干咳）、畏寒等类似感冒的症状，且往往不太严重，随着病情的进展，在第5~7天会变得严重，体温多为高热并持续72小时以上，可发展到肺炎甚至重症肺炎。典型的新型冠状病毒感染的病例，会有一个逐步加重的过程，尤其到第2周，病情严重程度常常达到最高峰。部分重症患者会出现呼吸加快、呼吸衰竭或出现脓毒性休克甚至多脏器功能衰竭，需要呼吸机支持或更多生命支持系统的支持，这类危重症病例很可能会死亡。该病早期被发现的重症病人多为老年人或有基础疾病的免疫力较低的人群。

但是，随着对新型冠状病毒肺炎了解的加深，人们发现：被其感染之后，少数人或免疫力较强的青壮年甚至不发病，但能在他们的呼吸道中检测到病毒。他们是无症状的病毒携带者。也存在一些轻症患者，感染之后症状很轻，仅有一点发热、咳嗽、畏寒或其他身体不适，且多在 1 周左右就痊愈了。这部分患者常常被误诊为普通感冒，但他们其实是有传染性的。

防护篇

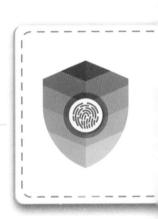

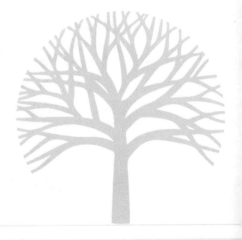

4. 如何预防新型冠状病毒感染?

新型冠状病毒的传染性非常强,大家该如何有效预防呢? 既然我们已经知道呼吸道飞沫传播与接触传播是新型冠状病毒肺炎的主要传播途径,那么很显然,想要有效预防,就得阻断这两个传播途径。

➕ 4.1 呼吸道飞沫传播是什么?

飞沫:一般认为是直径大于 5 微米的含水颗粒,可以通过一定的距离(一般为 1 米)进入易感的黏膜表面。所以我们人际交往的安全距离为 1 米以上。

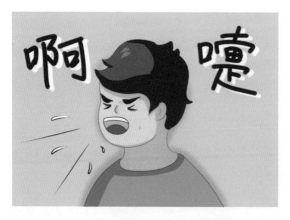

①飞沫的产生：咳嗽、打喷嚏、说话。

②实施呼吸道侵入性操作，如吸痰或气管插管、翻身、拍背等刺激咳嗽的过程和心肺复苏等。

4.2 接触传播是什么？

接触传播：病原体通过黏膜或皮肤的直接接触传播。

①血液或带血体液经黏膜或破损的皮肤进入人体。

②直接接触含某种病原体的分泌物。

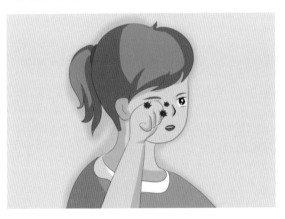

什么是接触传播？

4.3 如何正确有效预防新型冠状病毒感染？

预防措施一：尽量减少外出活动

①避免去疾病正在流行的地区。

②减少走亲访友和聚餐，尽量在家休息。

③减少到人员密集的公共场所活动，尤其是空气流动性差、有中央空调的地方，如公共浴池、温泉、影院、网吧、KTV、商场、车站、机场、码头、展览馆等。

预防措施二：勤洗手，保持卫生

（1）洗手在预防呼吸道传播疾病中有什么作用？

正确洗手是预防腹泻和呼吸道感染的有效措施之一。中国疾病预防控制中心、世界卫生组织（WHO）及美国疾病控制与预防中心（CDC）等权威机构均推荐用肥皂和清水（流水）充分洗手。

（2）何时需要洗手？

接触公共场所的公共物品和部位后；咳嗽手捂之后；用餐前；准备食物之前、之中、之后；上厕所后；护理患者后；接触动物或处理粪便后。

（3）怎样洗手才正确？

大家都知道洗手很重要，但大多只是"在水龙头下冲冲"或"把肥皂泡冲一冲"，这是不科学的。

那么，我们应该如何正确洗手呢？

正确的洗手法一般可分为七步：正、反、夹、弓、大、立、腕。

七步洗手法是比较常见的洗手方法，很多时候我们只需完成前面六步。六步洗手法更为简单实用，它能有效地清除手部病菌，减少不同患者携带病原体的交叉传播。

其具体操作方法为：

第一步，双手手心相互搓洗（双手合十，搓洗五下）；

第二步，双手交叉搓洗手指缝（手心对手背，双手交叉相叠，左右手交换，各搓洗五下）；

第三步，手心对手心搓洗手指缝（手心相对十指交错，搓洗五下）；

第四步，指尖搓洗手心（指尖放于手心，左右手交换，各搓洗五下）；

第五步，一只手握住另一只手的拇指搓洗（左右手交换，各搓洗五下）；

第六步，弯曲手指使关节在另一手掌心旋转揉搓（左右手交换，各搓洗五下）。

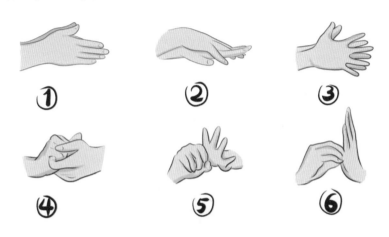

(4) 身边没有清水，不方便洗手，怎么办？

可以用含酒精的消毒产品清洁双手。新型冠状病毒不耐酸不耐碱，并且对有机溶剂和消毒剂敏感。75％酒精可灭活病毒，所以使用达到一定浓度的含酒精消毒产品可以作为无肥皂和清水（流水）洗手时的替代方案。

(5) 对于正确洗手，我们还需要知道的其他事项

首先，在流水下，使双手充分淋湿。

其次，取适量皂液或洗手液，均匀抹至整个手掌、手背、手指和指缝。认真揉搓双手 15 秒以上，注意清洗双手所有皮肤，包括指背、指尖和指缝。

最后，没有肉眼可见的污染物时，亦可用含酒精成分的免洗洗手液进行手的清洁。不确定手是否清洁时，避免用手接触口、鼻、眼。

预防措施三：戴口罩

（1）怎么选口罩？

目前市面上流通的口罩各式各样，但并不是所有口罩都能起到预防疾病的作用，比如有些口罩就只是用于工业防尘。

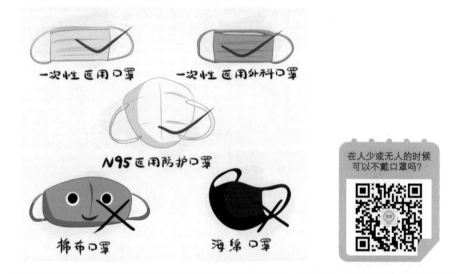

在人少或无人的时候可以不戴口罩吗？

☞ **医生建议：**

　　①一次性医用口罩，连续佩戴4小时更换，污染或潮湿后立即更换。

　　②一次性医用外科口罩，连续佩戴4小时更换，污染或潮湿后立即更换。

　　③N95医用防护口罩，连续佩戴4小时更换，污染或潮湿后立即更换。

　　④棉布口罩、海绵口罩均不推荐。

（2）如何正确使用口罩？

说起如何戴口罩，大家可能会觉得小题大做，戴口罩谁不会？其实不然，口罩如果没有佩戴正确，则起不到防护作用，甚至会适得其反。

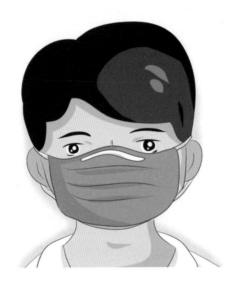

口罩不够，可以重复使用吗？

☞ **医生建议：**

①口罩颜色深的是正面，正面应该朝外。医用口罩上有鼻夹金属条。

②与口、鼻接触的应该是医用口罩的反面，也就是颜色较浅的那面。还要注意带有金属条的部分应该在口罩的上方，不要戴反了。

③确定口罩的正面、反面、上端、下端后，先将手洗干净，然后将两端的绳子挂在耳朵上。

④佩戴好医用口罩后，用双手压紧鼻梁两侧的金属条，使口罩上端紧贴鼻梁；然后向下拉伸口罩，使口罩不留褶皱并覆盖住鼻子和嘴巴。

⑤一次性口罩一般2~4小时更换一次，不得重复使用。

⑥如果口罩受潮或被分泌物污染，应立即更换清洁干燥的口罩。

（3）特殊人群如何佩戴口罩？

①孕妇佩戴防护口罩，应注意结合自身条件，选择舒适性比较好的产品。

②老年人及有心肺疾病或慢性病的患者佩戴口罩后可能会造成不适感，甚至加重原有病情，应寻求医生的专业指导。

③儿童处在生长发育阶段，脸型小，宜选择儿童防护口罩。

预防措施四：保持良好的居家卫生和健康习惯

①增强卫生健康意识，适量运动，保障睡眠，不熬夜。

②保持良好的个人卫生习惯，咳嗽或打喷嚏时用纸巾掩住口鼻，经常清洁双手，不用脏手触摸眼、鼻、口。

③家庭成员不共用毛巾，保持家具、餐具清洁，勤晒衣被。

④居室多通风换气，保持整洁卫生。

⑤尽可能避免与有呼吸道疾病症状（如发热、咳嗽、打喷嚏等）的人密切接触。

⑥尽量避免去人多拥挤和空间密闭的场所，如必须去，应正确佩戴口罩。

⑦避免接触野生动物和家禽家畜，尤其不要购买和食用野生动物（即野味），尽量避免前往售卖活体动物（禽类、海产品、野生动物等）的市场。

⑧坚持安全健康的饮食习惯，注意营养，食用肉类和蛋类要煮熟、煮透。

⑨保持愉快乐观的心情。

⑩家庭备好体温计、医用口罩（或医用外科口罩、N95 口罩）、家用消毒用品等物资。

⑪密切关注自己和家人是否出现发热、咳嗽等症状，若出现此类症状一定要及时就近就医。

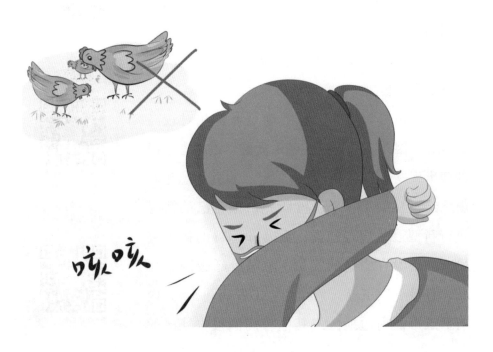

5. 如果感染了新型冠状病毒，怎么办？

5.1 如果怀疑自己感染了新型冠状病毒，什么情况下需要就医？

新型冠状病毒感染后的常见症状是发烧、乏力和咳嗽。在流感季里，有类似症状的人不少。一旦出现这些症状，很多人就会陷入担忧和纠结中：去发热门诊，不排除自己不幸确诊而被隔离的可能；不去，又担心病症越来越严重；就算没有被新型肺炎击中，也有可能在发热门诊被其他患者传染……

有哪些人容易感染新型冠状病毒？

在疫情高峰期，医院的确是风险相对较高的地方，因此是否去医院就医需要慎重考虑。但即使出现发热、乏力、干咳症状，也并不意味着就已经被感染了，个人可以先根据自己的情况进行新型冠状病毒肺炎、流感和感冒的初步鉴别。如果没有明显的气短、憋喘等呼吸困难症状，且没有以下流行病学史：①发病前14天内有武汉市及周边地区或其他有病例报告社区的

哪些新冠病毒肺炎的患者容易出现重症病情？

什么情况下需要去医院就诊？

新型冠状病毒肺炎大众防护与心理疏导

旅行史或居住史；②发病前 14 天内曾接触过来自武汉市及周边地区或其他有病例报告社区的发热或有呼吸道症状的患者；③有聚集性发病；④与新型冠状病毒感染者有接触史（新型冠状病毒感染者指病原核酸检测阳性者），那么即使出现轻微发热症状，也可先休息观察。在休息观察的同时，要做好自己和家人的防护，即戴口罩、勤洗手、房间勤通风等。

无流行病学史的病人如果在家休息观察后病情无好转甚至加重，例如出现持续发热超过 72 小时，咳嗽、气促加重；或有上述流行病学史中任意一项或多项的病人；或是孕妇，或有心肺、肾脏等基础疾病的发热病人，应立即到当地指定医疗机构进行就诊排查。

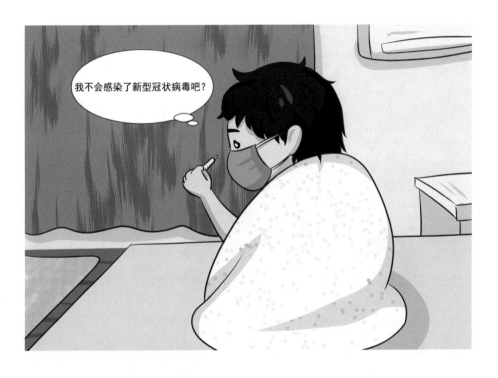

①要提前就近选择有发热门诊的定点医院就诊。

②尽量避免搭乘公共交通工具，可选择自驾车、骑车或步行等方式前往。如果病情较重，可以呼叫救护车或使用私家车运送患者，运送途中应尽量打开车窗保持通风。

③就医全程应该佩戴口罩。如果没有口罩，应先待在家里，委托其他人购买口罩后再就医，陪同者也必须佩戴口罩。

④密切接触者应时刻保持呼吸道卫生和手卫生。公共场所应尽可能远离其他人（至少 1 米）。

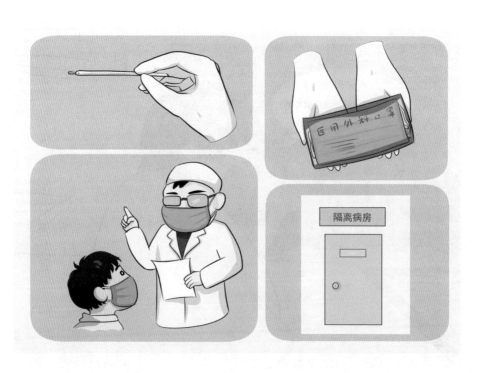

⑤考虑到就诊途中可能出现咳痰、呕吐等情况，应尽量随身准备垃圾袋。

⑥就医时，应如实详细讲述患病情况和就医过程，尤其应告知医生有无疫情相关流行病学史等。

➕ 5.3 就医流程如何？需要做什么检查确诊？

到达门诊后，患者首先会被引导至预检分诊处，由护士测量体温。如果有发热、咳嗽等症状，护士会指导患者戴上医用口罩，将其引导至发热门诊就诊。门诊医生会根据病人的信息，对病人进行流行病学调查，包括询问病人近期是否到过疾病流行地区、是否接触过可疑或确诊患者以及周边有无群聚性

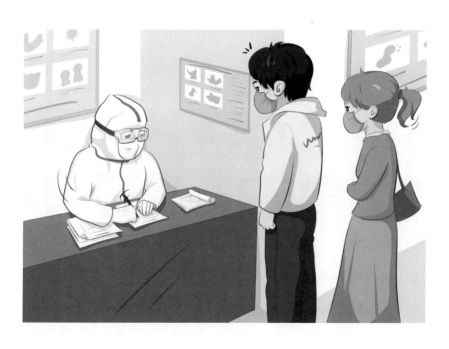

发病。医生会根据病情对病人进行血常规、肝功能、心肌酶以及流感筛查等相关检查。病情严重的患者还需要进行胸片或肺部 CT 检查。对于高度可疑的患者，医生会采集其鼻咽拭子、痰、下呼吸道分泌物、血液、粪便等标本进行新型冠状病毒核酸检测。

如果患者有明确的流行病学史或临床表现高度符合新型冠状病毒感染特征，就会被收治入院进行隔离观察；一旦被确诊，则须到定点医院进行隔离治疗。

5.4 确诊后如何配合隔离与治疗？

如果确诊为新型冠状病毒肺炎，患者首先要调整好自己的心态，接受患病的事实并积极地应对。同时，要听从医务人员的安排和指引，进行严格的隔离与治疗，争取早日康复。

新型冠状病毒肺炎能治好吗？

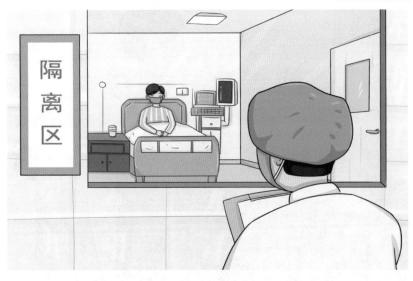

6. 如何居家自我隔离?

6.1 哪些人适合居家隔离?

①近期（14 天内）有上述流行病学接触史中一项或多项，如果自身没有症状，建议居家自我隔离 14 天。

②接触了疑似患者、确诊患者及其标本后的医务人员或家属，也应留院或居家隔离。

为什么要进行
居家隔离?

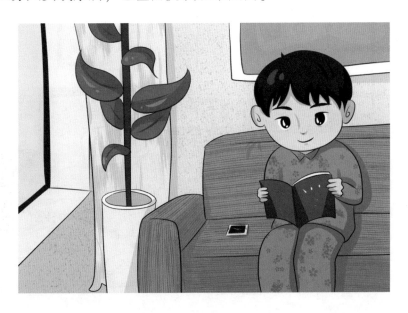

①密切接触者在家观察期间，须与医务人员随时保持联系，了解如何观察病情，掌握洗手、通风、防护和消毒等家庭预防措施，每天测量体温至少两次。

什么情况下需要进行居家隔离?

②将密切接触者安置在单人房间，房间要暖和、舒适、通风，房间里的必备物品应包括带盖垃圾桶、密封垃圾袋、清理痰液等的多层不透水纸巾、含氯或酒精的消毒湿纸巾、水杯、水瓶、被褥等日常用品以及消遣娱乐物品（手机、平板电脑、书籍等），东西越精简越好。

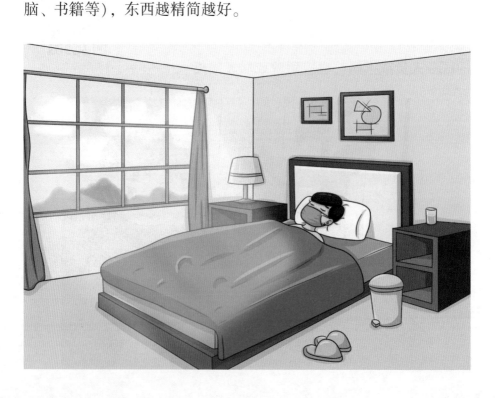

③拒绝一切探访，严格限制密切接触者的活动，将密切接触者与家庭成员活动共享区域最小化。确保共享区域（厨房、浴室等）通风良好（保持窗户开启）。

④密切接触者咳嗽或打喷嚏时用来捂住口鼻的一次性用品应丢弃在特定垃圾袋或垃圾桶中。

⑤密切接触者洗澡、上厕所尽量使用独立的卫浴。如果没有，从房间到卫浴，用过之后全部都要消毒通风。

➕ 6.3 居家隔离时，如何进行消毒？

①家庭成员居住的房间每天至少开窗通风 2 次，每次至少30 分钟，也可以使用空气消毒设备。

②推荐使用含氯消毒剂和过氧乙酸消毒剂，每天频繁清洁、消毒家庭成员经常触碰的物品，如床头柜、门把手、开关、电话机、床架、坐便器及其他家具。每天至少清洁、消毒浴室和厕所表面 1 次。

③对于地面，最好每天用 250～500 mg/L 的含氯消毒剂进行湿式拖地，拖地后等 30 分钟，再擦干。

④日常的织物（如毛巾、衣物、被罩等）用 250～500 mg/L的含氯消毒剂浸泡 1 小时，或采用煮沸 15 分钟的方式消毒，或用洗衣机以 60～90℃的清水和普通家用洗衣液清洗，然后使之完全干燥。

⑤对耐热的物品，如食具、茶具等，可煮沸 15 分钟或用电子消毒柜消毒。

⑥咳嗽、呕吐、打喷嚏时应用纸巾或手遮掩口鼻，在接触呼吸道分泌物后应立即正确洗手。

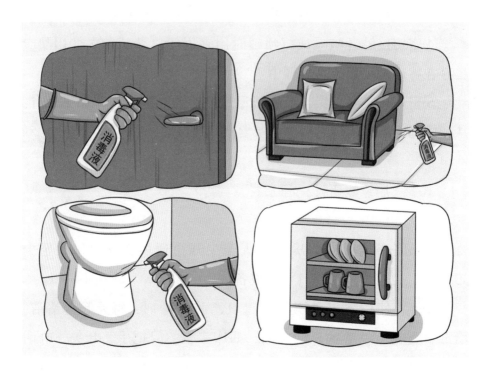

📋 **6.4　居家隔离时，家庭成员如何避免交叉感染?**

①家庭成员应住在不同房间。如条件不允许，应和密切接触者至少保持1米的距离。哺乳期母亲可继续用母乳喂养婴儿。

②照顾者尽量固定一人，且选择隔离和防护知识较丰富、身体素质较好的年轻人作为照顾者。

③家庭成员进入密切接触者居住的空间时应正确佩戴口罩。

我养了宠物，怎么办？

④家庭成员与密切接触者有任何直接接触或离开密切接触者居住的空间后，需严格清洁双手并保持双手卫生。

⑤家庭成员应避免与密切接触者共用牙刷、香烟、餐具、饭菜、饮料、毛巾、浴巾、床单等。餐具使用后应使用洗涤剂和清水清洗。

⑥戴好一次性手套和保护性衣物（如塑料围裙）后再去触碰和清洁被密切接触者的人体分泌物污染的物体、衣物或床品。戴手套前和脱手套后都要进行双手清洁及消毒。

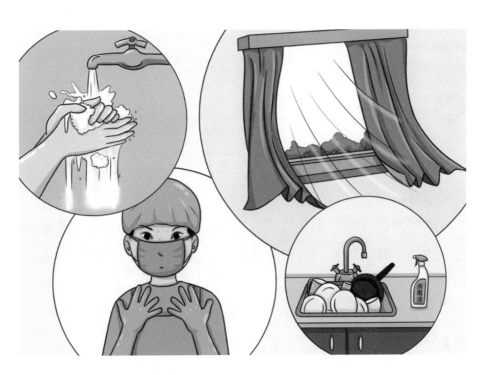

防护篇

7. 身处疫区，如何保证安全？

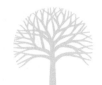

目前，对新型冠状病毒潜伏期的判断为 1 ~14 天，潜伏期内是否感染很难确定，因为感染早期可以没有任何症状。但病毒在潜伏期内也具有传染性，且传播途径广，可通过飞沫传播、接触传播和气溶胶传播。虽然目前来看，新型冠状病毒肺炎比 SARS 的死亡率低，但其传染性却更强。如果身处疫区，我们必须提高警惕并做好以下防护措施。

✚ 7.1 做好自身防护

①公共场合佩戴口罩。按照规范要求佩戴医用外科口罩或不带呼吸阀的 N95 口罩。

②按照规范要求更换口罩。建议每 4 小时更换一次，若被污染，应第一时间更换；将口罩叠好放入清洁的自封袋中，接触口鼻的一面朝里折好。

③勤洗手，采用七步洗手法正确洗手（"正反夹弓大立腕"），尽量选择肥皂水和流动水洗手。

新型冠状病毒肺炎大众防护与心理疏导

④离开家时，戴上手套及帽子，在地铁、公共汽车等公共场合避免取下。

⑤如果处于社交场合，可以摘下手套握手或吃饭，但之后不要用手触摸自己的面部，无论有多痒。在戴上手套之前，用肥皂和流动水彻底洗手，搓洗手指。每天更换手套并彻底清洗。避免戴潮湿的手套。

⑥远离人群，避免去人口密集处，与其他人保持至少1米的距离，这是一个很好的标准距离。如果有人咳嗽或打喷嚏，可要求他们戴上口罩。如果对方拒绝，就离他们1米远或者离开。不要握手或拥抱别人，礼貌地请求接近你的人离开。恋人最好不要在流行病期间亲密接触。

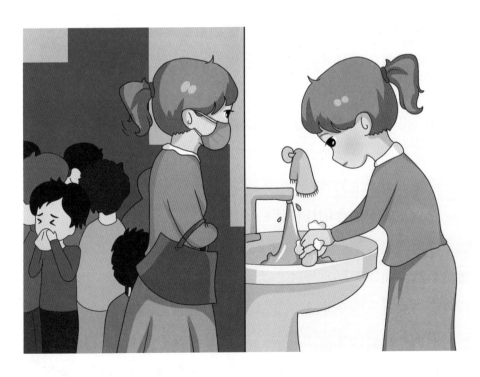

①在家里，分类放置每个家庭成员的毛巾，并保持干燥，定期清洗消毒。告诉家里的每个人，只使用自己的毛巾，不要碰其他家庭成员的毛巾。每周将所有的毛巾至少洗两次。潮湿为病毒滋生提供了适宜环境，新型冠状病毒很容易附着在潮湿的毛巾上。

②小心门把手。戴上手套转动门把手或触摸后洗手。如果家里有人生病了，就要经常（最好用酒精）洗门把手。

③谨慎触摸楼梯扶手、台式电脑键盘、手机、玩具、笔记本电脑等任何物品。如果是自己的私人物品，自行消毒处理即可。但如果需要触碰别人的手机、工具或电脑键盘，则之后切忌摸自己的面部，且应立即洗手。

④公共场所就餐时，与人保持适当的距离，不要交谈。家庭就餐时，使用公筷和公共汤勺。饭后彻底清洗所有餐具和厨房用具。避免去不卫生的餐馆。

⑤禁止屠宰或食用任何活的动物。

⑥天气允许时，常开窗通风。病毒不能在通风良好的地方逗留。当然，如果天气寒冷或恶劣，要保暖并关上窗户。

⑦当靠近发烧的朋友或家人时，要给自己和生病的人戴上口罩。谨慎处理已使用的脏口罩，要戴着乳胶手套处理（因为脏口罩已经被病毒覆盖）。先把它放在一次性容器或密封塑料袋里密

封，然后再丢进垃圾桶中。戴上乳胶手套，用温热的肥皂水和一次性纸巾或棉签轻轻地清洁患者的脸，清洁完后将被污染的手套及使用过的清洁物品先在容器或塑料袋中密封，然后再丢进垃圾桶中。

⑧即使未感染病毒，也应将自己视为"感染源"，在与人接触尤其与家人接触的时候，应尽量保持距离。

⑨每天回家先洗澡，淋浴时间最好大于20分钟。

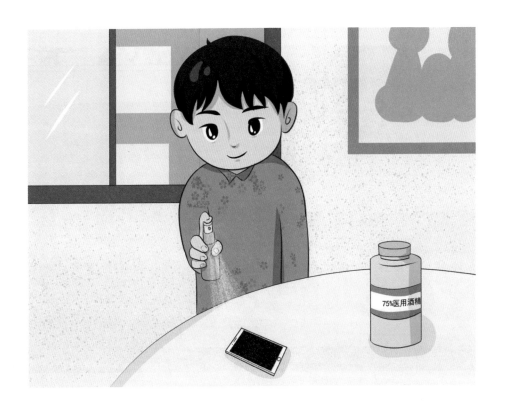

7.3 锻炼身体，增强免疫力

①在家进行锻炼，如练习瑜伽、太极拳、八段锦等，每天累计时间不少于 1 小时。不参加群体性体育活动。

②保证充足的睡眠。

③保持心情愉悦，可以在家追剧、看综艺节目等。

④合理饮食，保证营养。

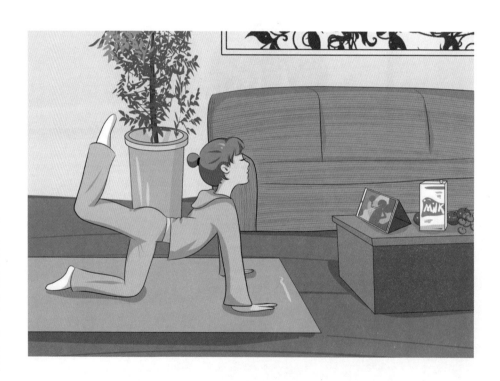

8. 防疫志愿者应做好哪些准备工作？

一方有难，八方支援。新型冠状病毒来袭，医务人员纷纷请缨逆行走向战场，一腔热血的志愿者们也想提供帮助，支援武汉。那么，具体应该怎么做呢？

工作中需要与人接触，如何进行防护？

2008 年汶川大地震期间，大量的志愿者自发进入灾区想要支援，但由于大量私家车的涌入，导致道路堵塞，部队救援车辆、救护车、警车等进出困难。由于当地余震不断，道路仍有落石，有的志愿者深陷险境，也占用了一些救援资源。虽然志愿者及社会热心人士纷纷捐赠物资，但是多集中在媒体报道的重灾区如北川等，使得救援物资被大量浪费：捐赠给北川的物资堆积如山，但是离北川不远的同样是重灾区的青川却少有人问津。另外，还有很多非心理专业的人员带着爱心进入灾区，他们未充分考虑心理咨询中的伦理问题，让地震亲历者反复回忆地震场景，对其心理造成了二次创伤，导致地震灾区后来流传着"防火防盗防心理"这句话，这实际上给心理咨询这一专业带来了污名。下面我们重点介绍志愿者需要做的准备。

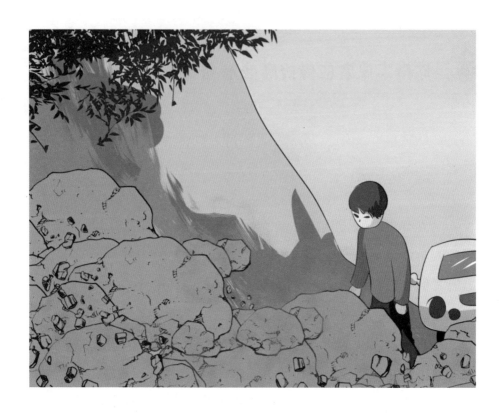

➕ 8.1　做好身体上的防护

　　身体是革命的本钱，做志愿工作，基本原则是保护自己，绝不给救援工作添乱。政府及相关部门在这次新型冠状病毒肺炎疫情发展时就下发了通知，谢绝私人私自进入武汉做志愿工作，所有救援资源由政府统一调配。这样做就是为了控制疫情，减少外来人员的感染。令人欣慰的是，不少武汉市民自发地做起了志愿者。比如在武汉封城、公交地铁停运后，有当地志愿者被红十字会征召，组织私家车队给社区运送医用物资，安排车辆接送医务人员上下班；医院附近的饭店，免费给医院送餐，为医务人员提供保障。做志愿者，前提条件是从自身做起："勤洗手，勤通风，打喷嚏捂住口鼻，出门戴口罩""外出归来先洗手，不揉眼睛，不挖鼻孔，勤消毒""不劳累，不熬夜，休息好"。在目前的报道中已有不少志愿者达到了上述各项要求。如本次疫情中有不少疑似病例或需要医学观察的病例在家中隔离，社区志愿者会将生活必需品送至其门口，隔离人员在志愿者离开后才出门将必需品拿回家，这就做得很好。

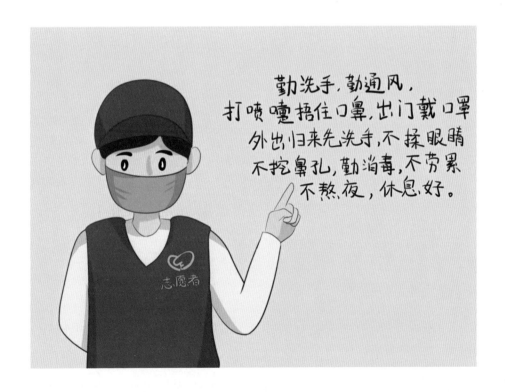

8.2　做好心理上的准备

疫区的情况可能比我们预想的更复杂，在做志愿服务的过程中遇到居民不想接受帮助时不应强求。要将被帮助者的第一需要放在首位，将志愿者自我实现或自身的愿望放在末位。要明白自己不是全能的，自己的能力是有限的，有时并不能完全帮助到别人；要承认自己情绪上也有脆弱的一面，也会害怕被传染，也会有很大的心理压力；要承认自己就是一个普通人，不要因为有这些压力而贬低自己和感到内疚。

8.3　做好情绪管理

此次疫情是一场硬仗，需要志愿者有良好的心理素质。人无完人，志愿者也可能出现不良的情绪。要善于管理自己的不良情绪，学会积极应对，不将负面情绪带到自己的志愿工作中去。

8.4　组织保障

志愿者参与各项活动，需要一定的组织保障。这个组织保障，可以基于社区，也可以基于工作单位。有组织的志愿者会更有归属感，从事志愿活动也会更有目标和计划性。此外，每个志愿者还可以从组织或团队中汲取正能量，获得社会支持。

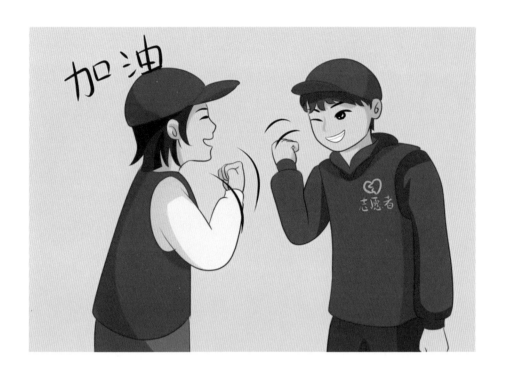

　　总之，志愿者的工作是光荣而神圣的。我们要充分考虑这个工作的利弊。只有考虑全面了，才能打好这场持久战。

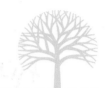

　　新型冠状病毒来势汹汹，很多人现在都是"谈'冠'色变"。新闻报道中总是提到"高危人群"，那么，到底哪些是高危人群？如果自己属于高危人群，应该怎么办呢？被感染之后还有救吗？请先别着急，因为目前研究表明，新型冠状病毒具有人群普遍

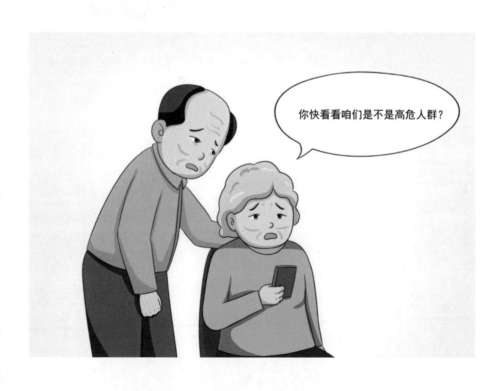

易感性，老年人、青壮年及儿童均有发病，也就是说，无论哪个年龄层，如果不做好防护，都有可能被感染。而且，免疫功能较差的人群，如老年人，儿童，孕产妇，HIV 感染者，长期使用糖皮质激素、免疫抑制剂患者，糖尿病患者，肝肾功能障碍人群，感染后病情进展会相对更快，严重程度更高，因此更要注意防护。

首先，要知道，高危人群并非一定会感染新型冠状病毒，只要做好措施，就能有效防护病毒的入侵。

其次，放松心情，积极调整自己的情绪，尤其是孕妇。孕妇的情绪和胎儿的健康息息相关，保持好心情尤为重要。

最后，我们还可以寻求社会支持，可以多和家人、朋友交流，可以多与自己处于类似状态的人分享心得，交流经验。

除了以上这些，还有其他哪些注意事项呢？

①避免去疫情高发地和人流密集、封闭、空气不流通的公共场所。如必须要外出，一定要按标准佩戴好口罩，佩戴医用外科口罩或 N95 口罩均可，连续佩戴 4 小时或有污染、潮湿应及时更换。儿童需根据年龄大小选择大小合适的口罩并正确佩戴，同时还要随时观察其状态，帮其调整口罩，注意不能影响正常呼吸。

如何高效带孩子就诊？

如何在医院为孩子做好防护？

孩子可以在医院吃东西吗？

②注意个人卫生。勤洗手，涂肥皂或洗手液用流动的水搓洗15 秒以上，尤其在咳嗽或打喷嚏后、接触食物前、上厕所后、外出回来后、接触过他人或动物后，一定要记得洗手。避免用手触摸眼、口、鼻。

③居家保持环境的清洁与通风，每天开窗通风 2～3 次，每次20～30 分钟，加强空气流通，可以有效预防呼吸道传染病。

④避免接触野生动物和家禽家畜，坚持安全的饮食习惯，多喝水，保证蔬果的摄入，肉蛋类食物要煮熟、煮透。

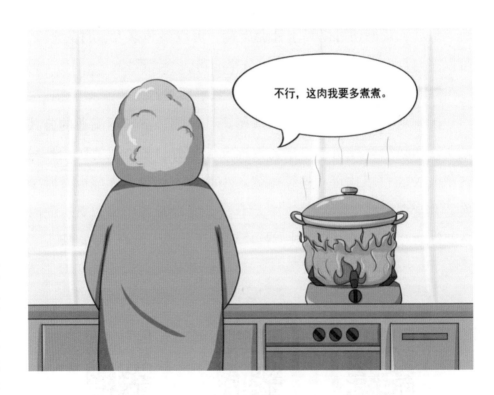

⑤维持正常的、有规律的和健康的生活作息，保证睡眠。

⑥保持适度的居家锻炼，虽不能外出，但可以根据自己的身体状况选择合适的居家锻炼方式，如练瑜伽、做家务等都是可行的，不能完全躺着不动。

⑦及时观察，及时就医。出现呼吸道感染症状如咳嗽、发热、流鼻涕等，首先应居家隔离休息。若症状持续或加重，应佩戴医用口罩及时到就近的发热门诊就诊。就诊途中不搭乘公共交通工具，建议以私家车或救护车前往，以避免交叉感染。

⑧定期检查和复诊，孕产妇定期孕检很重要，仍需遵医嘱进行。长期使用糖皮质激素、免疫抑制剂的患者，需要定期复查，最重要的是要咨询医生疫期如何安全用药、是否可以停药等，千万不可自行随意调整或停药。

孕妇还能去医院产检吗？

孕妇怎么去医院产检？

⑨家中常用物品尤其是儿童的常用物品如奶瓶、奶嘴、碗筷等，耐高温的，可以通过煮沸 30 分钟的方式进行消毒；不耐高温的，可以用 75% 酒精擦拭表面进行消毒。衣物可以加入适当比例的消毒液进行清洗消毒。

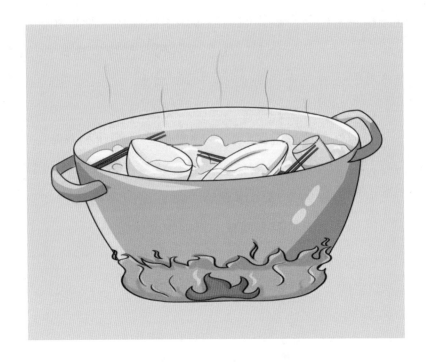

⑩一定不要勉强。只做自己力所能及的事情，不能做的家务等可以请家人帮助。平安度过疫期是所有人的期望。

心理保健篇

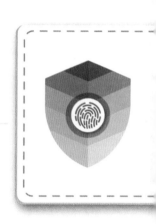

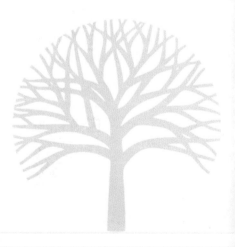

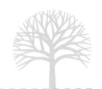

10. 常见的心理反应

随着新型冠状病毒肺炎的暴发及疫情的加重，原本轻松愉快的春节，突然变得紧张严肃起来，人们的神经也越发紧绷。面对难以预测的疫情，担忧和恐惧是很正常的。然而，延长的假期以及控制疫情的需要，大家目前需要整天宅在家里"休养生息"，于是有大把的时间以及多种渠道来获得有关疫情的负面消息，恐慌、焦虑情绪逐渐加重，甚至超出自己的承载能力，对应的心理反应也随之而来。下面我们一起来了解面对疫情可能会出现的常见心理反应以及应对方法。

居家隔离者
如何进行心理调适?

重症隔离患者
有哪些心理反应?

重症患者家属
有哪些心理反应?

常见的心理反应有哪些?

(1) 明显的情绪反应。

感到紧张、担心、不安、害怕、恐惧、恐慌,情绪烦躁,容易激惹、发脾气,经常抱怨,甚至对疫情信息感到愤怒,对其他事情缺乏兴趣,闷闷不乐,无法开心起来,表情痛苦,哭泣。

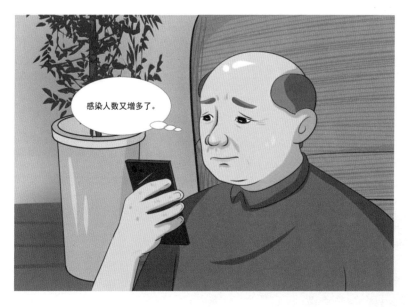

感染人数又增多了。

(2) 明显的躯体反应。

头晕头痛,心慌胸闷,心跳加快,呼吸不畅,憋气,恶心,腹部不适,腹泻,胃肠胀气,食欲差,尿频尿急,出汗,肌肉紧张及发抖,双腿乏力,肩背部疼痛,自我感觉发热等。

（3）睡眠差。

入睡困难，睡眠浅，早醒，多梦且多噩梦，睡眠不持久等。

（4）认知功能受影响。

注意力不集中，记忆力下降，思维不清晰，决策困难，脑子反应变慢。

（5）人际关系变得紧张。

容易敏感多疑，过度防范他人。

（6）行为反应。

逃避或回避一些信息、场景，反复查看疫情的进展，反复测量体温，反复洗手，社交减少，变得懒惰，极端的甚至可能出现攻击行为等。

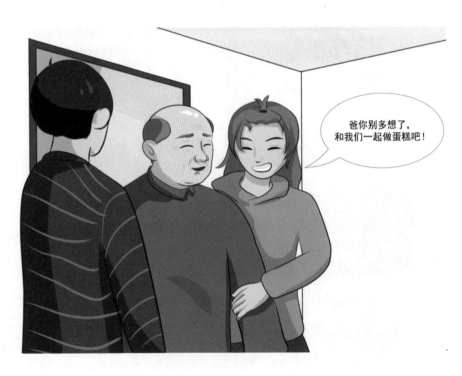

11. 过度焦虑了，该怎么办?

其实我们每个人都会经历焦虑情绪。当我们面临生活中的重要事情，需要做重大的决定，或有一定的危险时都会出现焦虑。焦虑情绪意味着我们的大脑在高速运转，以提醒机体现在是关键时刻，需要提高警惕去应对。最常见的例子就是过红绿灯，这时我们的机体会提高警惕，左右观看，确保安全后再通过。这是

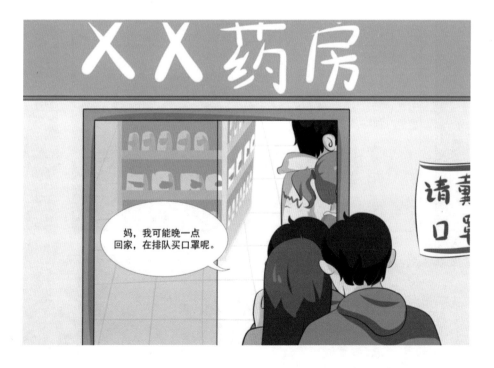

正常的焦虑情绪。焦虑情绪是我们人类生存所必需的情绪。适度的焦虑情绪有利于我们应对各种危机，过度的焦虑情绪则会影响我们应对危机。

　　第一眼看到新型冠状病毒的图片，你会不会感觉它非常恐怖难看？随着武汉等城市取消公共交通，全国感染病例逐渐上升，气氛顿时紧张起来，这种紧张的气氛会不会感染到我们？我们是不是感到心神不宁、心跳加快、口干舌燥，而且会莫名出汗、心烦气躁、容易发脾气，还会不由自主地担心自己已经被感染了？我们会不会自觉地上网搜索各种新型冠状病毒感染的症状，

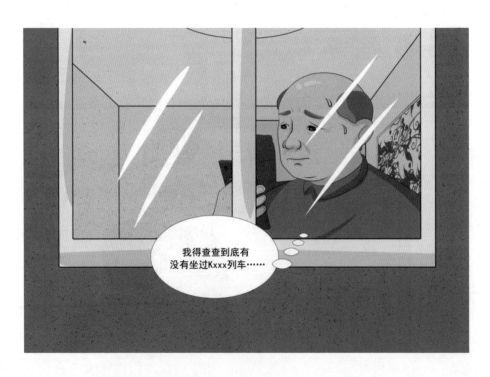

并一一对号入座？我们会不会反复检查自己是否已经佩戴好口罩，纠结需不需要戴两层口罩，要不要紧急配置各种防护设备、消毒液？如此种种，都在提示我们有过度的焦虑情绪了。

 11.2　出现过度的焦虑情绪该怎么办？

　　焦虑一般都起源于对周围环境的失控感。由于新型冠状病毒来袭，我们的生活失去了以往的秩序；由于对新型冠状病毒未知，我们担忧它可能造成严重的危害，心里没有了安全感。

☞ **医生建议：**

　　①尽可能恢复日常的生活作息。依旧按时起床就寝，按时进餐，注意营养均衡，安排好每天的生活，有张有弛。

　　②了解新型冠状病毒。从权威官方途径比如《人民日报》、国家或地方卫生健康委员会、各地疾病预防控制中心等了解新型冠状病毒的特点（毒力不强，会传染，自身抵抗力是关键）。

　　③不信谣，不传谣。倘若无法甄别信息的真假，就干脆不去查看非权威官方途径发布的信息，不私下打探所谓的"真实情况"。要相信党和政府，相信只要全国人民齐心协力，定能战胜新型冠状病毒。

　　④做好自身防护，保障自身安全。正确佩戴口罩，尽量避免到人群密集的地方。保持室内通风换气。不随地吐痰，勤洗手。

心理保健篇

⑤每天安排适宜的娱乐活动。可以在家看看网络电影、小说，听听音乐，追追电视剧，玩玩短视频等。

⑥每天和亲友进行音频或视频通话，聊一些开心愉快的事情。

⑦每天适当地锻炼，比如练瑜伽、做操、原地跑步、做平板支撑等。

⑧呼吸练习放松。每天早晨醒来尚未起床、中午午休前、晚上入睡前均可进行腹式呼吸练习。其要点是：取一个舒适的姿势，闭眼，将注意力集中在自己的肚脐眼周围，正常呼吸，吸气时腹部鼓起，呼气时腹部回落，每次练习 10～15 分钟，可以边听音乐边进行。

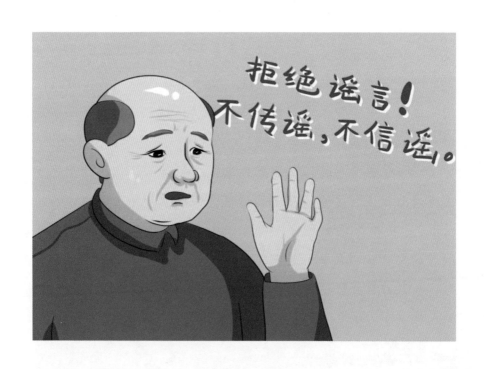

总之，出现了过度的焦虑情绪也无须害怕，这说明你的警觉意识要高于一般人，只要做好防范，加强自我调适，就可以应对。如果自我调适依旧无法解决，可以在网上寻求专业的精神科医生的帮助，必要时还可以去医院就医。

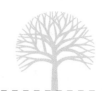

12. 新型冠状病毒来了，
我总是反复测量体温……

新型冠状病毒来袭，每个人的反应都有所不同。有的人总觉得自己感染了新型冠状病毒，出现各种身体不适，比如咽喉疼痛干痒，偶尔咳嗽，头痛头晕，疲乏无力，没有食欲，胸闷憋气等。于是，反复测量体温，发现体温不高，稍微放心些，马上又想到有的科普文章所介绍的，有些感染新型冠状病毒的人体温并不高，

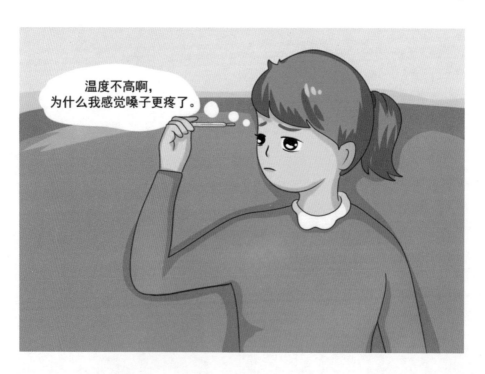

便感觉咽喉似乎更加疼痛了，头更晕了，全身更没劲儿了，呼吸也更不顺畅了，更加怀疑自己感染了新型冠状病毒。若是再量体温，发现体温还是不高，更加觉得自己的推测是正确的，于是戴上口罩，心惊肉跳地直奔医院了。

　　上面描述的情况，极有可能不是感染了新型冠状病毒，而是面对新型冠状病毒的躯体化反应。这样的人到医院后，医生往往很快能识别出来，会吩咐他回家，但他可能会不乐意，还有可能会对医生极度不满甚至出现过激行为。

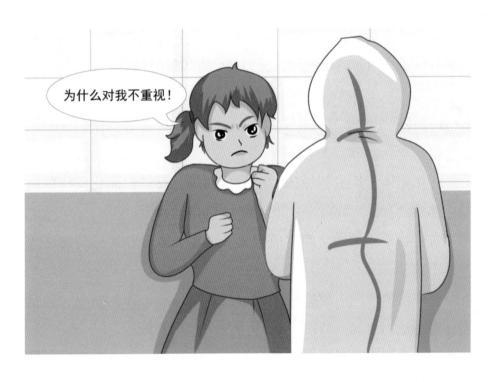

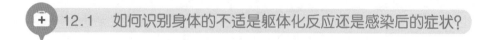

12.1 如何识别身体的不适是躯体化反应还是感染后的症状？

①躯体化反应通常是出现单个部位或系统的身体不适，比如仅出现咽喉疼痛干痒，或者仅出现头痛头晕，或者仅出现疲乏无力，或者仅出现胸闷憋气等。

②当对身体不适的关注度下降或心情愉悦时，这些躯体化反应的身体不适会消失。比如看电视看得高兴时，就不觉得头晕头痛了，或者有自己感兴趣的食物时，食欲会明显好转。

③躯体化反应产生的身体不适持续时间比较短暂。感染病毒后的身体不适通常持续时间长，而且会有加重的趋势。

12.2 为什么会有躯体化反应呢？

产生躯体化反应的原因目前并不明确，而且躯体化反应的确是个体感到身体不舒服，并非装病。其可能的原因有：

①生物学的原因。即体质因素，某些个体更容易感到疼痛等身体不适。

②环境的影响。家庭或工作的氛围会影响个体的感受，包括身体的感受。

③性格特征。神经质个性，向外关注比较少，对内关注比较多，因此会将注意力集中在自己的身体上，进而对身体感受更加敏感。

④情绪的不表达。对新型冠状病毒的恐惧、担忧、害怕通过身体的不适来表达，而不是通过情绪来表达。

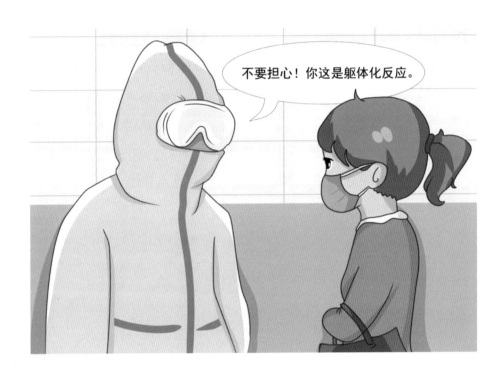

12.3　如何应对躯体化反应？

①接受事实。认清自己只是恐惧、害怕、担忧被新型冠状病毒感染，但不一定是被新型冠状病毒感染。

②合理表达情绪。用自己能接受的方式合理地表达不良情绪。比如可以采取倾诉、画画、写日记等方式，还可以拨打心理热线。

③积极调整情绪。发现自己的不良情绪并合理表达后，还可以积极地管理这些不良情绪。比如，理性思考自己不良情绪的来

源，改变自己的错误认知；又如，行动起来，做些有意义或者令人愉快的事情（如锻炼、听音乐、看书等），让自己开心起来。

④寻找社会支持。让好友来分享心得体会，包括自我防护和调整情绪的方法，向他人寻求帮助，共渡难关。

⑤积极冥想。结合冥想技术，想象自己的身体不适被逐渐装入了一只气球，气球慢慢胀大。最后，气球被装满了、爆炸了，所有的身体不适也随之消失了。

当然，如果这些身体不适反复出现，时好时坏，甚至已经困扰到我们的生活，可以向精神科专业人员寻求帮助。

13. 情绪抑郁了，该如何调整?

我们每个人都会有抑郁情绪，都会有闷闷不乐、对周围事物不感兴趣的时候。不过，正常人的抑郁情绪通常持续时间较短，可能数小时或者两三天就恢复如常了。对于新型冠状病毒肺炎疫情，有些人可能在最初会有担忧，会有恐慌，会有不安，并且随着疫情的进一步蔓延和防范措施的日益加强，可能会逐渐出现悲观

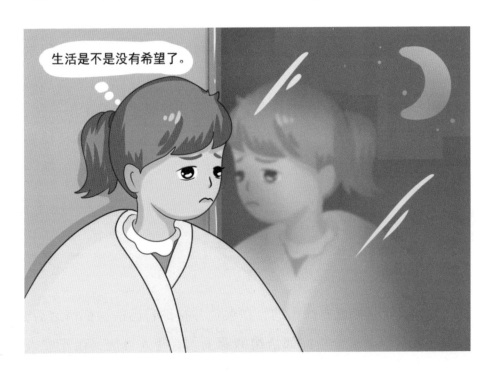

生活是不是没有希望了。

情绪，心情不愉快，不知道病毒什么时候会消失，觉得生活没意思，精神萎靡不振，食欲不好，甚至睡眠差，体重下降等；如果有家人被传染或自己传染了他人，还可能会自责内疚，总想着不好的事情。

由于疫情持续，我们的抑郁情绪有时会冒出来。如果抑郁情绪每天持续时间短暂或仅仅偶尔出现，那么这种抑郁情绪是完全可以自我调整过来的。如果抑郁情绪每天持续时间较长，大部分时间都不开心，已经超过2周，而且影响了自己的生活、工作和人际交往，那么就需要寻找精神科专业人员的帮助了。下面介绍几种自我调整情绪的方法。

+ 13.1　接纳自己的抑郁情绪

有时候我们心情不好，旁人能观察到我们唉声叹气、愁眉不展，但我们自己可能并没有察觉，反而深陷其中。及时察觉到这种不良情绪有利于我们及时调整。因此，当发觉自己心情不愉快、兴趣下降、体会不到快乐的时候，就要自我提醒：我是不是抑郁了？有抑郁情绪并不可怕，及时察觉并接纳它是自我调整的第一步。回避不良情绪不利于后续的情绪管理。

+ 13.2　追溯抑郁情绪的源头

通常抑郁情绪是有缘由的，在察觉并接纳自己的抑郁情绪后，我们还要冷静下来分析抑郁情绪的源头。有些人可能是由于家人被自己感染了而自责内疚；有些人可能是由于自己被隔离，感到孤单、无助而郁郁寡欢；有些人可能是自己被感染了，因身体不适而闷闷不乐。如果自己没法冷静分析，可以请亲朋好友帮忙一起分析，以便更好地了解自己。

13.3　改变自己的想法

找到抑郁情绪的源头后会发现，我们看待事情的观点和态度影响着我们的情绪。比如，觉得自己没有照顾好家人，家人才会被感染，因此出现抑郁情绪。其实，我们可以换一个角度来看待"家人被感染"这个问题。家人被感染的原因有很多，比如对病毒的防范意识不强、抵抗力弱等。很多事情的发生是我们无法掌控的，除了我们自身之外，还有很多外在因素，我们不必将原因都归结于自身。改变这些想法后，很多抑郁情绪会得到一定的缓解。

13.4　寻找正性的情绪

抑郁情绪得到部分缓解后，可以努力寻找正性的情绪。比如多和心态积极的人联络，聊一聊开心的事情；尽量微笑，当我们面带微笑时，微笑是会感染到周围人的，周围人也会微笑起来，从而进一步感染到我们自己，于是乎，我们会身处微笑之中，情绪会不由得好起来。如果是独处，也可以面对镜子微笑，虽然可能有些怪异，但这会让我们心情好转。

13.5　积极行动起来

　　有时候，我们可能暂时无法改变自己的想法，那么可以先将这些想法搁置到一边，做一些令自己愉快的事情。比如听听令人情绪激昂的音乐，做些自己喜欢的事情，看看喜剧片，读些幽默的故事，讲些笑话等。

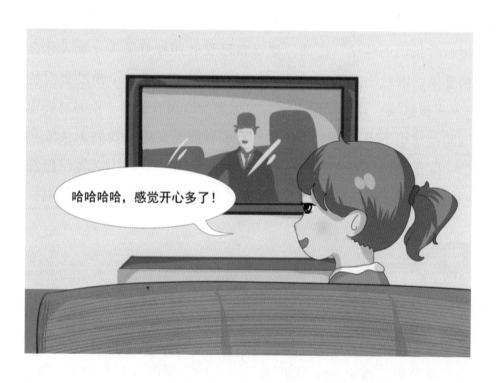

13.6　有氧锻炼

锻炼时，大脑立刻就会感到压力。锻炼会使心脏压力增大，大脑便"认为"你要么在作战要么逃跑，就释放一种名叫脑源性神经营养因子的物质，这个物质可以起到保护和修复记忆神经元的作用。所以，我们运动完后通常会觉得心情非常放松，变得开心起来。与此同时，大脑会释放内啡肽。内啡肽被称为"快乐激素"，科学研究发现：内啡肽可将运动产生的不舒适感降至最低，并可减轻疼痛感。研究还称，内啡肽也许与运动后的兴奋感有关。心理学家研究发现：有氧运动开始 5 分钟后就可以产生抗焦虑的效应了；10 分钟的步行在缓解焦虑、抑郁方面与 45 分钟的锻炼似乎没有明显差异，尽管这种快乐效应比较短暂，但至少也可以维持数小时。在非常时期，我们一样可以进行有氧锻炼，如在室内做操、原地跑步、跳绳等。

14. 新型冠状病毒来袭，我的手都洗脱皮了，怎么办？

➕ 14.1 过度反应

新型冠状病毒对人类来说是一种未知的病毒，根据对新型冠状病毒的逐步认识，我们了解到：这种病毒不能受热，能被酒精杀死；不仅能通过飞沫传播，还能通过接触传播。所以，在我们的日常预防中，专家一致强调要勤洗手，保持手卫生，还强调用肥皂和清水（流水）洗手的"七步法"，75% 酒精可以作为无肥皂和清水（流水）洗手时的替代方案。由于疫情蔓延，有些人担忧不已，感觉空气中到处都是病毒，外出回来感觉全身都沾满了病毒，因此尤其关注卫生状况。其具体表现有：

①洗手严格按照"七步法"，一旦错过一个步骤，就要从第一步重新开始。

②不注重洗手步骤，但注重洗手时间，每次洗手时间长达半小时甚至更长。

③认为周围的物品都是被病毒污染了的，每天不停地洗手；触碰了任何物品，无论屋里屋外的物品，都赶紧洗手；反复用酒精或消毒液擦抹随身物品、家具等。

④一进家门就将衣物从外到里全部换掉；进了卧室，再更换一次；上床睡觉前，还更换一次；如此反复更换并洗涤衣物。

⑤每天洗澡时间延长，仔细用肥皂擦洗皮肤（不用沐浴液，担心沐浴液洗不干净），不放过每一处皮肤，有时可长达数小时。

⑥反复检查衣物有没有清洗干净、口罩有没有戴好等。

⑦外出时将自己从头到脚包裹得严严实实，戴上眼镜，犹如套中人。

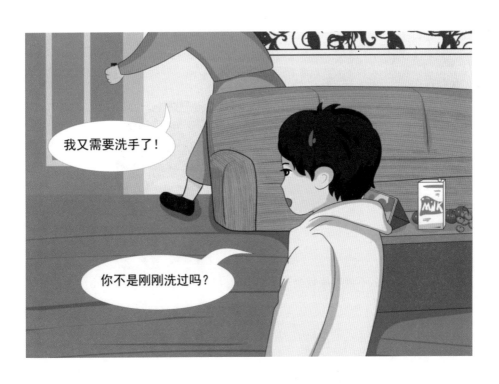

如此种种，不胜枚举。这些人小心翼翼，不敢坐，生怕触碰不洁物品，特别讲卫生，双手被洗得脱皮甚至溃烂。有的人不仅自己讲卫生，还强行要求家人也按照同一标准洗涤、更换衣物等，倘若不按照同一标准，就会发脾气，家人也苦不堪言。心理学有一个专业名词叫"强迫状态"。由于持续时间不久，我们目前尚不能对之下"强迫症"疾病的诊断。这些反复洗涤、更换衣物的行为可以称为"强迫行为"。

　　以上这些反应，虽然是新型冠状病毒惹的祸，但这些人的反应还是过度了、对病毒的担忧过度了；因为不能科学、理性地看待此次疫情，所以防范也有些过度了。

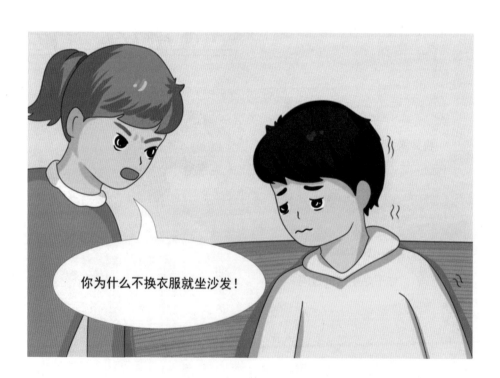

14.2　出现过度反应的原因

①超乎寻常的焦虑。表现在每天的关注点都在个人卫生上，唯有反复清洗，才能缓解其部分焦虑，否则如热锅上的蚂蚁，坐立不安。

②敏感多疑，思虑过多。

③做事情小心谨慎，瞻前顾后，犹豫不决，优柔寡断。

④完美型人格，追求细节，吹毛求疵，生怕某一细节没有做到位造成不良后果。

通常有这些过度反应的，绝大部分都是有人格基础的，在遇到重大应激事件时，这些反应就会被诱发出来，或者之前原本就有洁癖，此次事件后，洁癖加重，明显影响自己以及家人的生活。

 14.3　调整过度反应的方法

（1）接纳自己的强迫行为。

虽然我们在反复清洗、反复更换、反复检查，并且内心非常明了自己不必如此，但就是没法控制，欲罢不能。通常情况下，我们会尽力克制自己不这么做，但令人失望的是，越克制，这种行为就越厉害。因此，还不如接纳甚至悦纳自己的强迫行为，学会与强迫行为和平共处。可能起初会有一些困难，但渐渐地我们会发现，当学会不去强行控制时，内心的冲突和焦虑反而会减轻，最终是有利于减轻强迫行为的。

（2）承认自己反应过度。

我们要告诉自己，在这个重大的公共卫生事件下，的确担忧害怕，会格外关注个人卫生，但自己的关注还是过度了。过度反应从某种意义上来说，是一种自我保护。为了减少更换衣物的次数，就减少出门，减少被病毒感染的风险，这未尝不是一件好事。

（3）理性评估被病毒感染的风险，改变认知。

强迫性格基础的人往往擅长思考，会不断地在脑子里反刍负面思维，认为空气中都飘着病毒、病毒传染性强等，进而失去理性思考。此时，我们可以用笔写下自己的担忧，并用客观的数据来理性评估被病毒感染的风险。比如：我今天出门去超市，戴了医用外科口罩，据专家讲，医用外科口罩的防护率高达70%，还有30%的风险；但今天超市人流量非常小，也进行了定期消毒，我可以高估我遇到病毒携带者的可能性为20%，所以我今天在超市感染病毒的风险为6%（30%×20%＝6%）。回家后，我洗了手并及时更换了衣物，可以基本肯定病毒已经被清洗掉了，所以被病毒感染的风险为零（6%×0＝0）。因此，我今天出门去超市买东西被病毒感染的风险为零。当我们理性看待这件事后，强迫的行为自然就会减少甚至消失。

（4）带着担忧转移注意力。

带着会被病毒感染的担忧，做些自己喜欢做的事情，越投入越好。当投入地做令人愉快的事情以后，我们的心情会变得愉快，焦虑情绪会有所缓解，做事就会愈加投入，我们的大脑里充满的就是这件愉快的事情。不知不觉间，强迫的思维就会被挤出我们的大脑。

要从根本上解决这些强迫行为，就要坚持一个理念——"顺其自然"。顺其自然不是听之任之，也不是消极逃避，而是遵循万事万物都有一个自然发展的规律。强迫行为犹如拔苗助长，会让我们适得其反。当我们学会接纳自己并逐步调整后，强迫行为就会经历一个抛物线似的过程，最终显著减少甚至消失。

15. 新型冠状病毒来袭，我睡不着，怎么办?

在举国欢庆的春节，新型冠状病毒突然来袭，让全国人民都措手不及。不少人对"非典"记忆犹新，此次新型冠状病毒与"非典"病毒高度相似，不由得令人害怕。虽然现在有很多关于新型冠状病毒的科普知识，但对文字的理解因人而异。有的人看了

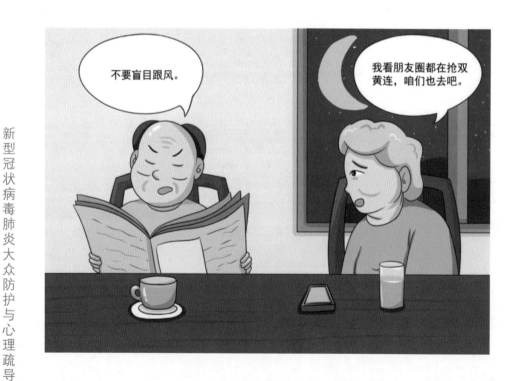

新型冠状病毒的科普文章后，放下心中的大石头。但有的人却依然满腹疑惑且忧心忡忡；有的人睡前浮想联翩，脑子里出现的都是负面信息，辗转反侧，难以入眠；有的人越想越怕，睡意很快全消，脑子里充满了恐惧。老话说，只有睡眠好，保证充分的休息，身体抵抗力才会好。若睡眠不好，没有得到充分的休息，抵抗力就会下降。

面对如此恶性循环，我们该怎么办？

（1）睡眠不好不等同于抵抗力不好。

虽然充分的休息有利于机体恢复体力，但是短期、临时出现的睡眠不好并不等同于抵抗力不好。影响抵抗力的因素有很多，睡眠只是其中的一项而已。这种反复纠结、担忧自己的睡眠的情绪对抵抗力的影响更大。

（2）弄清睡眠不好的原因。

如果仅仅是自这次新型冠状病毒来袭才开始出现失眠，是因担心而导致的失眠，那么可以告诉自己，此次新型冠状病毒是可以治疗的，现在全国都已经行动起来了，我们最终必定会战胜病毒。

（3）分析自己有无不良情绪。

包括有没有过分的担忧和不安，有没有心情低落、兴趣下降，有没有多疑和敏感等。如果有，就要先处理这些不良情绪。一般处理完这些不良情绪后，失眠问题也就解决了。

倘若经过以上分析，心里明白了，但还是失眠，该怎么办呢？下面介绍一些简单易行的方法。

（1）无须害怕。

失眠的人，肯定有这样的体会：越是担心自己失眠，就越害怕，脑子里想的都是怎样睡好觉。睡眠是顺其自然的事情，担心又有何用？还不如放下担心，到了一定的时间就上床睡觉。

（2）做足入睡前的准备。

比如睡前调暗灯光，泡个热水脚，喝杯牛奶。睡前不进行令人兴奋的活动，如看恐怖电影、有趣的小说等。可以听听轻松舒缓的音乐，如令人愉悦的钢琴曲、轻快的萨克斯或者自己喜爱的歌曲。要默默地告诉自己，我现在准备睡觉啦！总之，要找到最适合自己的方法来准备入眠。

（3）不能赖床，也不能补觉。

有的人如果前一天晚上没有睡好，早上就要补觉，甚至睡到中午，这种做法是不可取的。虽然没睡好，但是到了平时该起床的时间就得起床活动，这样才能保持良好的有规律的作息。

（4）床是用来睡眠的。

对于失眠的人来说，应坚决不在床上阅读、看电视、听音乐等。要使床变为睡眠的条件反射的刺激物，一见到床，就联想到睡眠。长期如此，睡眠就不会成问题了。

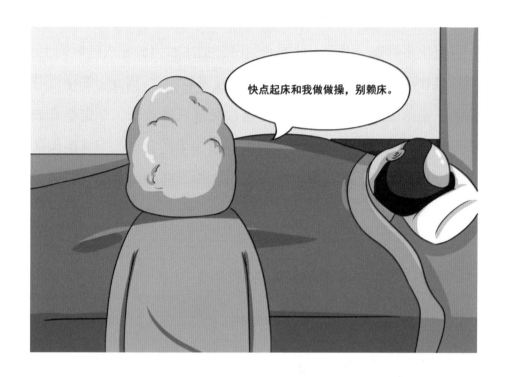

（5）适当限制自己的睡眠时间。

　　睡眠不好的人，有效睡眠时间短，在床上待的时间长，即无效睡眠时间长。与其这样，还不如减少在床上待的时间，也就是适当限制自己的睡眠时间。比如稍微推迟上床睡觉的时间，将上床睡觉的时间由晚上 11：00 推迟到 11：30。如果半个小时内睡不着，就干脆起床做些轻微活动，等有睡意后再上床。无论多晚入眠，第二天都应准时起床。只有限制了睡眠时间且保证了有效睡眠时间，睡眠效率才会大大提高，才会获得对睡眠的正性体验。

心理保健篇

（6）试着做呼吸放松或肌肉放松。

　　坚决不看表，因为一旦看表，便会把注意力放在入睡时间上，其结果往往是"怎么办？我为什么还没睡着啊？"因此，即使没有睡着，也不要看表！不如做做呼吸放松或肌肉放松，一定会有效果的！必要的时候，也可以征询精神科医生的意见，一旦医生认为需要短期使用促眠药物，则无须担心促眠药物的成瘾性，因为其利远大于弊。

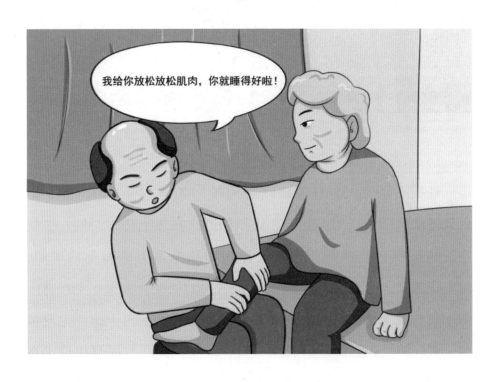

16. 一线医务人员如何自我调整？

有人说一线医务人员是和平时代的英雄，因为当病毒突袭，是医务人员挺身而出，不顾自己的安危；当病毒暴发，是医务人员义无反顾，勇往直前；当病毒肆虐，是医务人员一路逆行，迎难而上。

一线医护人员有哪些心理反应？

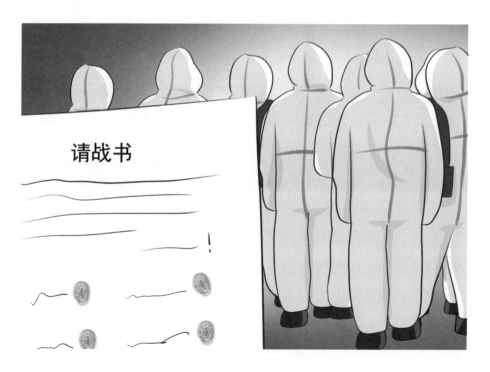

请战书

多少封请战书，血印满满；多少人前仆后继，奋不顾身；多少人不计报酬，无论生死！但医务人员也是普通的人，也是血肉之躯，也有家，也有父母，也有子女，也有无数的牵挂。只因为他们穿了一件白大褂，而这件白大褂，让他们有了守护人民生命安全的使命。

普通科室医护人员有哪些心理反应？

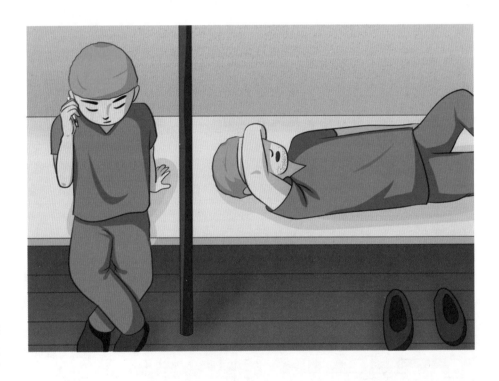

这次的新型冠状病毒与"非典"有极大的相似性，它来势汹汹，打了我们一个措手不及。面对新型冠状病毒，医务人员最初没有相关的诊治指南可以参考，也没有经验可循，因此会出现以下各种不同的心态：

①高度的使命感和责任感使然，忘我工作，希望能救治更多的患者，拒绝合理的休息。

②患者病情变化太快，超乎寻常，容易紧张、焦虑甚至彻夜难眠。

③病毒传播速度快，超出预期，感到委屈、悲伤。

④面对患者死亡，深深地内疚、自责。

⑤面对患者的病情，难以掌控规律，甚至无法救治，感到生气、愤怒。

⑥连轴高强度工作，过度疲劳，身心耗竭。

⑦担忧自己被感染，担心家人的安危，感到害怕。

⑧报喜不报忧，害怕家人担忧自己，压抑自己的情绪。

如此种种，不胜枚举。

但是，此次与新型冠状病毒的战争不是短时间能够解决的，医务人员要做好长期战斗的准备，要做好自我调整，恢复战斗力，以更好地守护人民的健康，争取早日战胜疫情、平安回家。

👉 **医生建议**：

①合理休息，定时轮岗。为了适应高强度的工作，医务人员要合理休息、定时轮岗。相关单位在制订医务人员工作计划时也要充分考虑这个情况。

②学会察觉自己的情绪并接受它。当各种不良情绪出现的时候，可以告诉自己：我现在有这种不良情绪是很正常的，但是不能放任不管，应该积极地进行情绪管理。

③分析自己不良情绪产生的原因。针对上述所列举的或尚未列举出来的各种不同的心态，寻找不良情绪的来由，以便自己更好地调整。

④调整心态，重新看待问题。比如，对于因未预料到患者死亡自己所出现的内疚、自责心理，可以换个角度重新看待：此次病毒是新型冠状病毒，医学界科学家都不了解，是未知领域，已经超出了医务人员的能力范围。我们医生不是万能的，尽心尽力就可以了。

⑤照顾好自己。在不值班时，尽可能照顾好自己。保证饮食营养均衡，保证充足的睡眠，采取合适的方式犒劳自己。只有照顾好自己，才能帮助更多的患者，更好地体现自我价值。

⑥保持与家人、好友的联络。每天定时与家人、好友通话聊天，既有利于保持与外界的联系，也有利于放松心情。

⑦充分利用团队的力量。在抗击疫情的战争中，医务人员不是一个人孤军作战。即使不能聚集，也可以利用网络定期聊天或组织活动，如一起分享好听的音乐、好看的电影，从团队中获得支持，获得前进的信心和力量。

虽然方法很多，但适合的往往只有几种，任何方法只有适合自己，才是好的方法。我们一定要找到自我调整的良方。如果找不到，情绪不好，睡眠差，非常担忧和恐惧，还可以寻求精神科医生的帮助。建议管理部门备足防护装备，配置好人力资源，定期发布信息，让一线医务人员有足够的安全感，大大减少医护人员的心理压力。

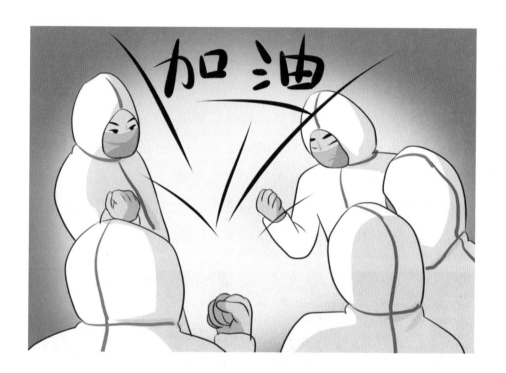

17. 被隔离了，如何守住心理防线？

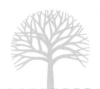

当我们接触了确诊为新型冠状病毒感染的患者或者有发热等类似新型冠状病毒感染症状的患者时，为了自己和他人的安全，需要被隔离。当"被隔离"突然发生在自己身上时，首先的反应可能是不知所措甚至否认；在被动进入隔离区域时，可能会感到莫名恐慌，并且由于结果不确定，不知道会不会被确诊，对局面

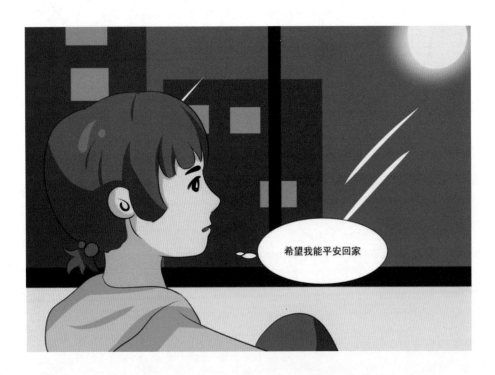

希望我能平安回家

无法掌控，会加剧内心的恐慌；也可能会感到莫名愤怒——为什么这种事情会发生在我身上？在隔离区域，会感觉度日如年，每一分每一秒都是煎熬。当隔离了一段时间后，又有可能会感觉孤独、无助或者被歧视，心情不好。

如果被隔离了，该如何科学地守住心理防线，冷静应对呢？

✚ 17.1　认准官方消息，不要听信谣言

当我们情绪恐慌的时候，会不由自主地搜索一些证据，回想某些细节，以判断自己是否被感染；同时也会特别关注与疫情相关的信息。此时，一定要严格甄别信息来源，认准权威机构发布的数据，充分相信其信息透明，相信国家应对危机的能力。

✚ 17.2　面对"被隔离"的事实

接受"被隔离"的事实，不要急于评价，不要主观判断和推测自己病情的走向。事实已经发生，沉迷于懊恼，否定自己，批判现实，陷入后悔自省的恶性循环中都于事无补，反而会增加自己的悲观情绪，不如接受当下发生的一切，客观理性地感受这一刻的宁静，守候自己内心的安宁。可能很多时候我们都缺乏这种独处、安静的空间，在这个特殊时期，我们反而获得了这种独处、安静的空间，正好可以静下来思考，或者做一些平时没有时间做的事情。福祸相依，"被隔离"或许可以成为一件好事情。

17.3 拒绝灾难化负性认知

在应激情况下，每个人对待应急性事件或生活事件都有不同的认知。有些人在被隔离的情况下会产生灾难化负性认知，认为疫情肯定会越来越糟，自己被隔离了，就意味着身患疾病，危在旦夕，一切都是如此糟糕，一切再也不会好起来，已经没有希望了……这些认知所带来的情绪体验必定是绝望的、恐慌的，甚至可能会出现惊恐发作的现象。一旦脑海里出现这些想法，一定要及时斩断思绪，要鼓励自己外面有很多的专业人士在奋力抗击病毒，大家都在拼命努力，只为完全战胜疾病；要相信自己的免疫能力，相信自己会顺利度过隔离期，相信一切都会好起来的。

17.4 健康饮食，规律作息

被隔离后，不管有没有确诊，都要尽可能地照顾好自己。将治疗方案交给专业人士——医生，同时自己也可以实施自助，比如尽可能地健康饮食，注意营养搭配，保证营养均衡；尽可能作息规律，给自己安排一些日常活动，甚至制订一个短期计划。

17.5 寻求社会支持

人具有社会属性，被隔离后会感到与周围失去了联系，似乎与世隔绝了。这时候，需要主动寻求甚至积极挖掘社会支持，如主动联系亲朋好友，倾诉自己的恐慌、委屈、难过、愤怒、无助等，聊一聊开心的往事，描绘一下美好的未来。

宅在家容易引起
什么人际问题？

宅在家如何
保持人际联系？

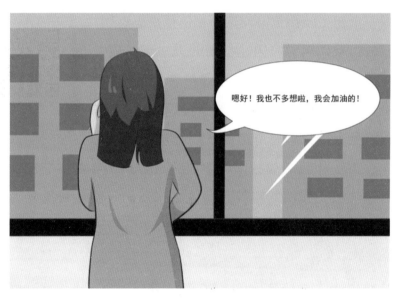

嗯好！我也不多想啦，我会加油的！

➕ 17.6 积极心身疗法

被隔离意味着活动范围锐减，在这"一席之地"，要学会放松身心。简单的全身肌肉拉伸，就是很好的舒缓紧张情绪的办法。在轻缓的拉伸过程中，还可以配合舒长的呼吸。有条件的

自我安抚小技巧

话，可以放一些轻缓愉快的音乐，让平时疲劳紧绷的身体在这些拉伸中得到最大的舒缓。还可以运用正念技术，关注身体的感觉，平复内心的焦躁和不安。

➕ 17.7　希望就在前方

在不知道自己该怎么办、充满无力感的时候，像一个初生的孩童一样选择相信吧！感恩国家愿意付出一切努力来阻止疫情的进一步发展；感恩有那么多素不相识的人在守护着我们的生命安全；感恩自己还在这里，还可以听见声音，
还可以看见人群；感恩身边的一切让这个世界即使纷乱也依然充满希望！2003 年我们战胜了"非典"，经过 17 年的发展，我们的国家日益强大，我们的科技日益先进，我们一定能战胜病毒！希望就在前方！

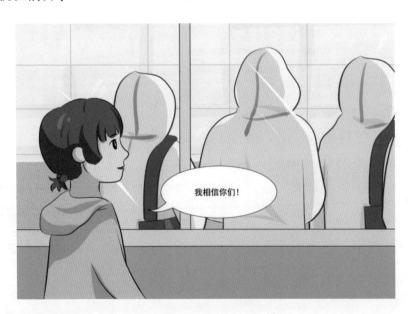

18. 作为家属，我快崩溃了

　　家人不幸被感染，作为家属，我们的生活出现了重重的阴霾。陪伴就医的辛苦、内心的沉重与担忧，我们开始惶恐不安。面对家人被隔离治疗，甚至自我隔离……我们快崩溃了。

　　开始时，作为家属的我们不知所措，一片茫然，甚至否认诊断结果，对疾病和未来充满了恐惧，不知道能为家人做些什么。虽然逐步接受现实，但担心自己也被隔离，脑子里想的全是不好的事情。在网上四处寻找与疾病相关的信息，却越看越怕，担心最坏的结局发生在家人身上，忧心忡忡，甚至恐慌不已，难以入眠。

　　然后，可能会抱怨、愤怒，抱怨为什么生病的是自己的家人；可能会对发生疫情这一事件愤恨不平；可能会内疚、自责，责备自己怎么没有照顾好家人，没有做好提醒工作；可能会后悔，悔恨有些事情不该做，希望重新来过；可能会闷闷不乐，愁眉不展，开心不起来，各种负性情绪大量涌现。

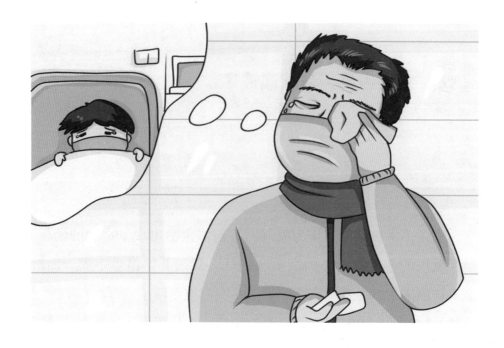

☞ **心理调适建议：**

①自己应拒绝去寻找与疾病相关的资料和信息，不要反复自我求证，坚决相信主管医生，将家人的治病问题交给专业人士，有疑问则询问主管医生或者在专业医学网络平台咨询专业医生。

②适当地宣泄不良情绪。我们需要释放压力，给情绪一个宣泄口。倾诉是很好的方式。选择一个比较好的倾听对象，倾诉自己的不开心、担忧等。如果找不到合适的倾诉对象，可以对着自己手机里的录音机讲，讲完后自己倾听3遍，然后删掉，也可以起到很好的宣泄作用。

③给自己空间。除了疫情和家人，可以给自己一个独立的空间，放空大脑，做些愉快的事情。只有照顾好自己，才能更好地照顾家人。

④积极自我调适。可以试着用心理技术篇中的各种技术，比如呼吸放松、冥想技术、安全岛技术等，选择一种自己感觉最舒服的技术，坚持每天练习，定会保持一种比较好的状态，也有利于面对困境。

⑤联络家人。比如，打电话鼓励亲人，倾听他的感受，减少他的孤独感，也减少自己的孤独感。

⑥如果发现家人有心理问题，鼓励家人拨打心理救援热线求助电话，解答疑惑，疏导不良情绪。

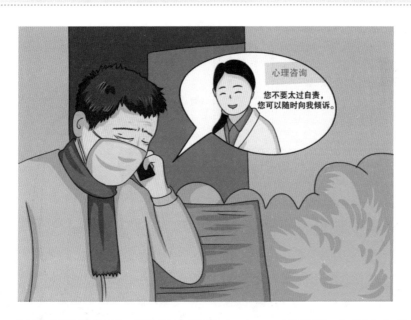

如果负面情绪过于严重，无法应对，一定要及时求助专业的精神心理医生。

19. 无法想象我失去了亲人

截至 2020 年 2 月 3 日 24 时，全国新型肺炎确诊患者为 20438 例，死亡 425 例。湖北省武汉市依然是疫情重灾区。虽然经医务人员全力救治，可还是有人因为重症肺炎或并发症而遗憾离开。如果我们的亲人、朋友不幸离开人世，我们要怎样做才能走出这种悲伤的困境呢？

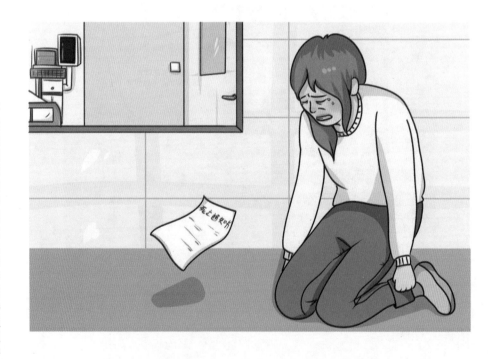

亲人的去世可能会使我们产生非常强烈的悲伤反应，如果去世的亲人是我们的至爱亲朋，这种悲伤反应还会更加强烈。我们会对亲人的死亡感到沮丧和愤怒，有时还会迁怒他人，埋怨别人（如兄弟姐妹）。这些人中，最容易被迁怒的就是医务人员，在这次疫情中也发生了患者去世后其家人殴打医生、撕坏医生防护服而造成医生处于严重的职业暴露的事件。这是绝对不可取的行为，打人者最终也被公安机关拘留了。这个例子说明，强烈的悲伤反应会伴有愤怒、攻击行为。

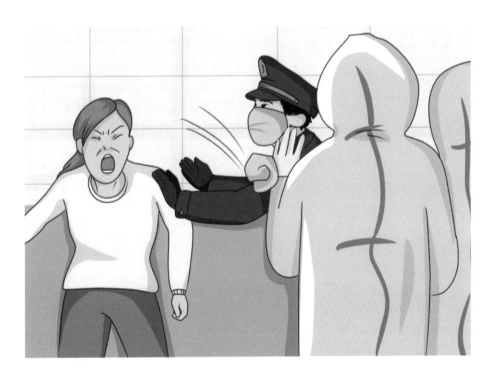

在这次疫情中，很多患者是在隔离病房去世。因为这种特殊情况，我们并不能最后守在他们身边，所以可能会有很强的内疚感，内疚于没有在亲人生前好好地照顾他，觉得他最后走得太孤单。我们会非常想念离世的亲人，希望可以重逢，希望做梦梦到他。甚至平时信奉"无神论"的我们也希望这世上有鬼神存在，这样离世的亲人就可以以某种方式回来和我们见面了。如果是相依为命的亲人离世，那么我们可能还会产生强烈的孤独感，觉得自己被遗弃在这个世界上，"从此世上只剩我一个人了"。这些感受，旁观者虽然感到同情却难以亲身体会。有的人在亲人逝去后表现得很麻木，面无表情，对外界发生的事毫不关心，反应迟钝，别人可能误解他"很冷血，都没掉一滴眼泪"。其实这也是极度悲伤的一种表现，心理无法承受丧失亲人的痛楚，所以将情绪深压，封闭自己与外界的联系，在短时间内这是对自身的一种保护，但如果长期处于这种状态，则可能会导致一些病理状态的出现。

这些悲伤反应是令人痛苦的，但是，它恰恰又是一种正常反应，表达了我们对亲人死亡的重视，是亲人离世后我们情感上的一个必经阶段。在此之后，悲伤反应就会转化为较为积极的想法和行为，比如我们会和别人谈论这位亲人以前的故事或用一些温暖的方式去怀念他。

悲伤没有对错，悲伤也没有具体的期限，我们可以和朋友或家人来讨论悲伤的不同反应；也可以用我们特有的方式、恰当的方式来纪念失去的亲人，可以借助某种宗教信仰，通过当地的丧葬文化风俗的途径，与失去的亲人建立某种联系，以抚平悲伤的情绪。如果家里还有孩子，要明白，虽然孩子会照常玩耍或参加游戏，但不代表他的悲伤不够强烈，他可能只是不能很好地用语言来表达悲伤或是干脆拒绝与人交流；他也可能会变得暴躁，具有破坏性，不听话。这时候转移他的注意力或许是一种好的方法，可以让他看电视、听音乐、阅读等，或仅仅是安静地陪伴。如果他需要一个安静的环境，我们就暂时离开。

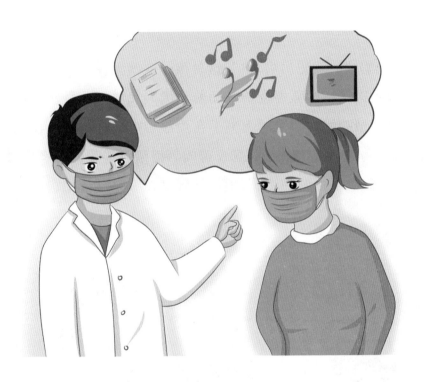

　　需要指出的是，有时悲伤会导致我们酗酒、吸烟、滥用药物，如果这种状态持续下去，则会给我们带来风险。有时强烈的痛苦、自责、悲痛、孤独感可能会带来消极的想法，如"跟着他一起走算了"。有时持续的悲痛和抑郁会严重影响日常生活。如果遇到上述提到的这些风险，请一定要寻求专业的精神心理医生的帮助。

20、如何减少疫情对孩子的心理伤害？

"爸爸妈妈，我想出去玩！"这是孩子这些天说得最多的一句话了。新型冠状病毒肺炎疫情牵动着全国人民的心，虽然我们并没有身处疫情一线，却无时无刻不在关注着疫情的进展，在这过程中，痛心、害怕、焦虑、压抑、苦闷等情绪可能我们都经历过。大人都会恐慌，更何况孩子。他们被限制在家里不能出门，即便

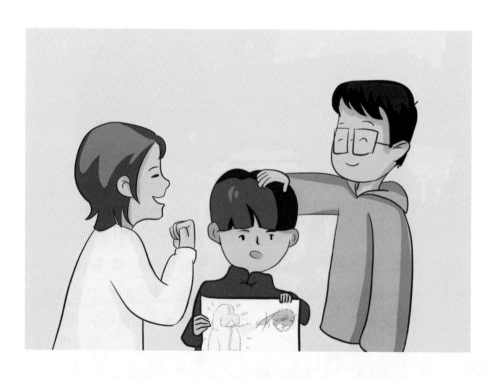

出门，还要戴口罩，不能去游乐场玩耍，不能和小朋友们见面，不能去超市购物，这些与平时不一样的生活方式，不由得让他们感觉到变化，他们同样会出现心理反应。在这一特殊时期，作为家长，我们在做好自身心理建设的同时，还需要帮助孩子增强心理免疫力，尽最大可能减少疫情对孩子的心理伤害。那么在疫情期间，孩子可能会出现什么样的心理反应？家长该如何应对？

20.1　疫情对儿童的影响

不同年龄阶段的儿童由于神经系统发育程度的不同，会出现不同的反应，通常的反应如下。

（1）情绪方面。

可能出现慌张，不知所措；反复洗手，不敢出门；担心自己的身体情况，害怕自己会死；对无聊的生活状态感到愤怒和烦躁；对反复出现的疫情信息感到恐惧。

（2）躯体反应。

可能出现腹痛腹胀，头晕头痛，尿频尿急，睡眠差，做噩梦，食欲差，乏力等。由于儿童对情绪不能准确描述，所以躯体反应可能更为常见。

（3）认知方面。

年龄越大，对认知的影响越容易被观察到或被倾诉。比如记忆力下降，注意力不易集中和不持久，与别人交流时表达和理解困难，脑子反应变慢等。

心理保健篇

（4）行为方面。

不停地吵闹、哭泣，提出各种要求；玩有关病毒、口罩或死亡等主题的游戏，或玩看似不相干的破坏性游戏；对身体过分关注，反复要求医学检查；服用大量药物；行为退缩，原本已经具备的能力下降或消失，变得依赖家人；严重者甚至出现冲动行为。年龄小的儿童不会用语言表达，可能更容易出现行为问题。

20.2 如何帮助孩子进行心理调适?

（1）用科学的方式、易懂的语言传递疫情信息。

当孩子提出"为什么不能出门"的疑问时，家长应该用比较科学和正式的方式去传递疫情信息。家长可以告诉孩子，17 年前还没有你的时候，我们的国家也遇到过类似的问题，当时国家和人民做了巨大的努力和牺牲，最终克服了

疫情。现在国家遇到了同样的困难，需要我们一起去帮助她渡过难关。向孩子解释原因，也要给孩子信心。

年龄稍大的孩子有更多的了解疫情的途径，如从权威媒体看相关新闻，通过好友分享阅读自媒体消息。家长需要引导孩子在各种信息中正确认识疫情，帮其科普新型冠状病毒，掌握正确的防护措施，让其了解在一线抗击疫情的人和事。可以告诉孩子，每个人都在这当中承担着一份责任，为抗击疫情做自己的努力。可以把这种突发状况转化为培养孩子社会责任感的机会。同时，

要避免家人在孩子面前反复地讨论疫情信息，以免大量信息涌入，加重孩子的恐慌。

对于年龄小的孩子，家长可利用权威机构发布的图画、绘本等资料以讲故事或玩游戏的方式告诉给他们，在轻松有趣的环境中了解疫情相关信息。要避免媒体对孩子的不良影响。

（2）陪伴孩子，尽可能保持正常的作息。

由于疫情带来的春节长假，不少的孩子可能作息紊乱，可能整日沉迷于电视、网络，这明显会影响孩子的身心健康。父母要多陪伴孩子，比如进行亲子阅读、亲子小游戏、亲子手工等。可以适当进行有趣的室内运动，比如青蛙跳、捉迷藏等，这对改善孩子情绪有着重要作用。同时，家长要帮助孩子形成有规律的学习与生活作息，合理使用老师和网上提供的学习资源，做到劳逸结合。

（3）家长保持稳定的情绪会给孩子安全感。

很多父母总以为孩子还小，什么都不懂，于是就肆无忌惮地在他们面前表露自己的坏情绪，甚至跟孩子发脾气，跟伴侣起冲突。却不知道，孩子是非常敏感的。作为父母，请尽量不要在孩子面前表现出对疫情的恐惧、担忧、抱怨等负面情绪。如果父母情绪不好，则需要先处理自己的情绪。父母稳定的情绪有利于孩子安全感的建立。

（4）帮助孩子接纳自己的情绪，学会合理释放。

父母要告诉孩子，在这个特殊时期，出现各类负性情绪很正常，大人们也会有类似的情绪。鼓励孩子安然接纳并表达出来，学会用自己的方式合理表达，如写日记、涂鸦、唱歌、做手工、折纸等。其中，画画可能是最受孩子欢迎的方式。比如：首先，我们可以让孩子在一张纸上画出自己的恐惧和担忧；其次，让孩子在另一张纸上画出"一切都变好了"的情景，

如果孩子画不出来，家长也不用着急，可以引导孩子去思考如何画；最后，引导孩子处理这两幅画，从而疏解情绪。有的孩子可能会将第一幅画揉成团或者撕碎扔掉，这意味着扔掉恐惧。和孩子讨论第二幅画并将它放在合适的地方，要便于孩子经常观看，孩子观看后情绪能够得到安抚。

（5）给予希望。

父母要告诉孩子，目前已经出现了很多治愈的病例，全国各地的疫情控制也都在有序进行，所以只要科学应对，此次新型冠状病毒肺炎完全是可防可控的。2003 年来势汹汹的"非典"，我们战胜了，而现在我们的科学更先进，此次应对也比"非典"更及时，要相信我们的政府、我们的医务工作者、我们的人民，会有更多的智慧、更强的战斗力，最终将病毒打败。

心理技术篇

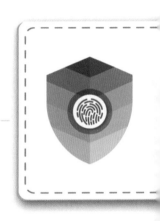

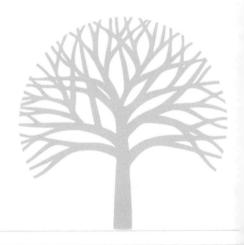

21. 放松

　　我们要认识到，疫情中的恐惧、担忧、焦虑情绪以及生理反应都是正常的。这些反应是人类在进化过程中建立起来的生存预警和保护机制，可以促使我们更谨慎地做好防护、预防感染。可是有一部分人过度恐慌，过度关注各种信息，信谣传谣，草木皆兵，表现出紧张、坐立不安甚至心慌、胸闷、呼吸困难、无法入眠。这一切都表明，面对疫情，群众和医务人员都需要学习一些自我调适心理的方法，以消除恐慌心理，做好心理防疫。

　　调节呼吸放松法是指一种通过呼吸调节缓解紧张情绪的方法。常见的浅表呼吸难以使自己的身体保持最佳的状态。如果我们尝试改变一下自己的呼吸方式，身体就会产生不同的感觉。当心慌、胸闷的时候，不由自主地深吸一口气，顿觉神清气爽，这就是深呼吸。

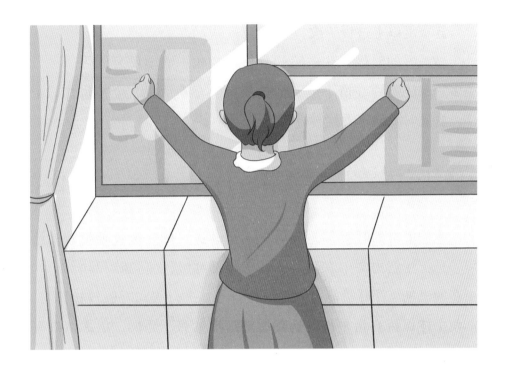

下面介绍两种不同的呼吸练习。做下面的练习时，我们可以采取坐姿或站姿，眼睛睁开或闭上都可以。

⊕ 21.1　呼吸振作法

呼吸振作法练习：

①将精神集中于鼻子，感受呼吸过程。

②一边缓慢地通过鼻腔深吸一口长气，一边在心中慢慢地从 1 数到 5（约 5 秒钟）。

③屏住呼吸，从 1 数到 5。

④5 秒钟以后，缓慢地用鼻腔呼气，呼的时候，心中慢慢地从 1 数到 5。

⑤重复以上过程 7 次。

做练习的时候，注意感受身体的变化。继续反复练习，次数越多，越能感到心情平静、精神集中、充满活力、全神贯注。记住：要随时随地练习这种呼吸方式。

➕ 21.2　腹式呼吸放松练习法

我们平常的呼吸都是靠肺部的运动进行的。腹式呼吸放松练习，是把注意力集中在腹部，并用腹部呼吸，使胸腔和肺部充入更多的氧气。深呼吸能有效地放松身心。进行腹式呼吸放松练习，能使个体保持心情平静，达到缓解过度紧张、恐惧、焦虑情绪等目的。

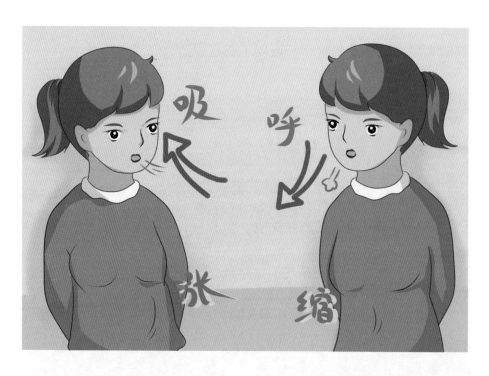

大家都有这样的体验，当我们心情紧张、焦虑时，不仅是大脑会紧张、焦虑，而且呼吸也会变得急促，特别是心脏跳动也会随之加快。如果我们能够采取一定的方法，先让呼吸变得顺畅了，那么心脏跳动便会平静下来，紧张、焦虑情绪也会慢慢地消失。实践证明，腹式呼吸放松练习确实可以达到这样的目的。

☞ **腹式呼吸放松练习**：

①练习的时候可以采取坐姿、站姿或卧姿，眼睛可以睁着，也可以闭着。要尽可能让自己觉得舒适。

②将意念集中于腹部（肚脐下3厘米到丹田区间），并将注意力集中于呼吸上。把一只手放在腹部，缓慢地通过鼻腔深吸一口长气，同时心中慢慢地从1数到5。

③当你慢慢地深吸一口长气时，尽力扩充腹部，想象着一只气球正在充满空气。吸到位时，肺尖会充满空气。

④屏住呼吸，从1数到5。心中默念"1——2——3——4——5——"。

⑤慢慢地通过鼻腔呼气，同时心中默念"1——2——3——4——5——"。呼气时要慢慢收缩腹部，想象着一只气球在放气。

⑥重复以上过程7次。

22. 冥想

冥想是瑜伽中常用的技术。在冥想期间，人们也许将注意力集中于自己的呼吸并加以调节，采取某些身体姿势（瑜伽姿势），使外部刺激减至最小。冥想是一种工具，能帮助我们深度了解自己的身体、情绪和思维，从而使个人得以成长，并增加工作和生活的幸福感。冥想的对象不是我们的身体，而是心、大脑和灵魂。

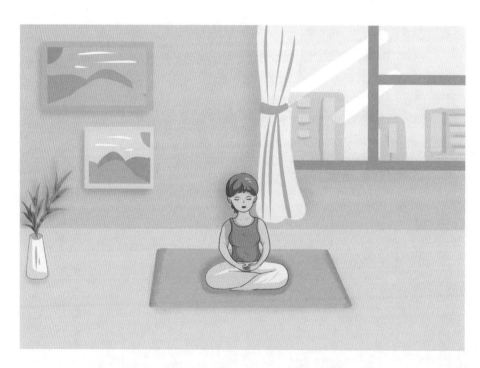

具体步骤：

①找一个安静、不受打扰的地方坐下。其间可以偶尔中断一下，但前提是不要分散注意力。背挺直，确保身体是舒适的，保持能量能够顺畅地通过身体的每一条通道。

②做几次深呼吸，放松，允许自己被引导并进入一个平静的冥想状态。闭上眼睛，专注于呼吸，感受空气从你的身体流进流出。

③想象一种颜色，如金色、紫色或银色，并想象自己被这种颜色包围。这将帮助我们提高想象频率，使冥想更加深入。如果头脑中冒出很多想法，不必为此烦恼，允许它们停留，但无须关注它们。可以重复默念简单的语言，把注意力带回冥想中。

④继续倾听自己的呼吸，直到平静下来。告诉自己，无论是否有各种想法在脑海中穿梭，都能做到放松下来，找到安宁。

⑤体会所有的想法和感觉，想象美好的事物或者回忆美好的经历，让愉快的感觉充满全身。强化这种体验，最终化为内在动力。

⑥回想以前自己感到很强大的时候，再想象自己正面对一个变化非常剧烈的局面，让以前那种强大的感觉重新回到自己身上。同时，回想某个始终支持你的人，感受那种被支持、被欣赏、被信任的感觉。沉浸在内心强大的感觉中，并想象自己正面对挑战，仔细体会这种感觉并想象它充满了你的全身。给自己暗示：我感觉很强大！强大的感觉棒极了！

⑦回想和某个爱的人在一起的感觉，并不断扩展这种爱意，把很多人都包括进来，给予他们祝福。然后回想如果对方这么对自己，自己会是什么感觉，把这些感觉当作对自己的奖励加以接收。

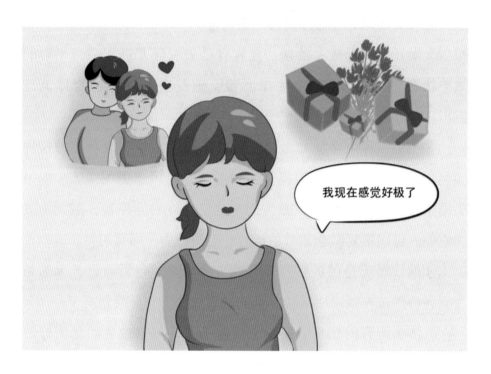

⑧正视自己的痛苦，把对他人的关心和良好的期盼都延伸到自己身上。用手掌贴在脸颊或者胸口，带着轻柔和温暖呵护自己，在意识深处对自己说"再次快乐起来吧！""让这些痛苦的时刻赶快过去吧！"

⑨当觉得冥想体验已经完成时，向所接收到的一切表达感恩，有意识慢慢回到当下，并将想象频率逐渐降低到身体感到舒服的程度。当结束时，睁开眼睛；如果愿意，还可以做笔记帮助记忆这些经历。然后继续之前的日常，去做其他事情。

最初可以每天选择固定的 2 ~ 3 个时间段来练习，每次只要 10 ~ 15 分钟。待熟练掌握技巧、能达到放松状态后，可以随时随地做这种练习。如果感到疲倦、心情烦躁、焦虑不安了，可以做一做冥想，只需做几分钟，就能大大改变不良情绪。研究发现，长期练习这种冥想术，人们会更少"自动化"地对外界刺激做出情绪化的反应。对于那些可能干扰到注意力集中的刺激，大脑的活跃状况也会发生变化，会更少地"一遇到事情就立刻做出情绪反应"，并且会与之保持一个合适的时间距离。

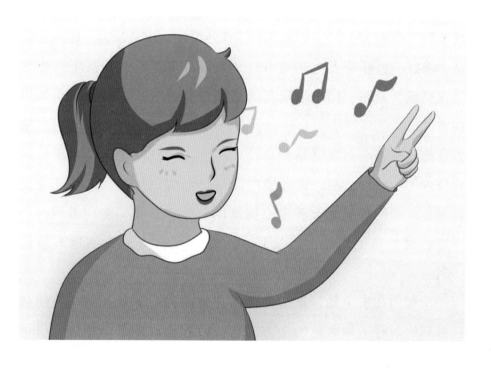

23. 安全岛

　　稳定和安全感是人天生的需要，而生活当中的创伤或伤害事件一旦发生，就会破坏当事人的安全感。这种创伤或伤害事件包括地震、洪水、火灾、交通事故等意外事件，或者暴力、虐待、抢劫、强奸、恐吓等人为伤害事件。当事人可能长时间甚至终生生活在恐惧、紧张、焦虑或痛苦的情绪中不能自拔，即使明明知道伤害或危险已经过去，自己已经处于安全的环境之中，但仍然感到危险随时都会再次降临到自己的头上。内在安全岛技术是稳定化技术中的一种，在心理救援中能发挥巨大的作用。内在安全岛技术是一种用想象来改善自己情绪的心理学技术，能在出现自己不愿面对的负面情绪时，找到一个仿佛是世外桃源的地方暂避一时。

　　所谓内在安全岛，是指你可以在你的内心深处找到一个使自己感到绝对舒适和惬意的地方，它可以在地球的某个地方，也可以在一个陌生的星球上，或者任何其他可能的地方。如果可能的话，它最好存在于想象的、并非现实世界中真实存在的某个地方。关键是，这个地方只有你一个人可以进入，你在这个地方是安全舒适的。

新型冠状病毒肺炎大众防护与心理疏导

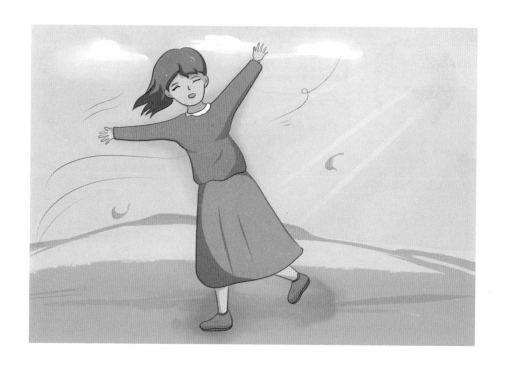

　　这个地方应该受到良好的保护，并且有一个很好的边界。它应该被设置为一个你绝对有能力阻止未受邀请的外来物闯入的地方。真实的人，即使是亲人或好友，也不会被邀请到这个地方来。因为与亲人或朋友的关系中，也可能包含造成压力的成分。在内在安全岛上不应该有任何压力存在，只有好的、被保护的、充满爱意的东西存在。当然，如果你在进入那个地方时产生了强烈的孤独感的话，也可以找一些有用的、喜爱的物件带着。安全岛的方法可以帮助那些遭受过心理创伤并有着心情不好、紧张、焦虑和恐惧不安等不良情绪的人稳定情绪，并在一定程度上缓解焦虑、增加内心的安全感。

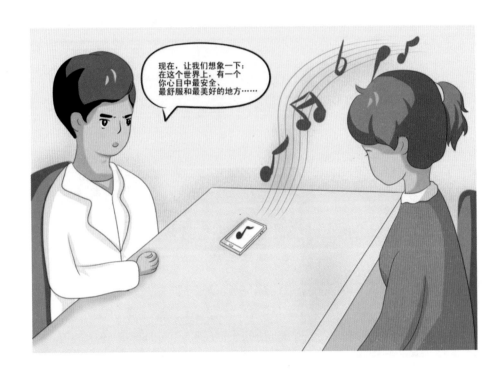

　　你可以按照下面的方法试着练习。做这样的练习时，你可能要花上一点时间才能找到自己的安全岛。这没关系。慢慢找好了。直到这样的安全岛慢慢地在自己的心里清晰、明确起来。

　　第一步：进行 10～15 分钟肌肉放松训练。首先，坐在舒适的椅子上，两脚分开，与肩同宽，两脚平行，两手放在膝盖之上，双肩自然下垂，微微闭上双目，颈要直，头要正，让身体逐步放松。然后，慢慢地吸气，慢慢地吐气，腹部呼吸的方式能够让身心更容易放松。将呼吸调匀，深吸慢呼，愈慢愈好，要专注于呼吸吐纳之中。不要去管来自脑海之中的杂念，也不必去排除它，只需不断地将注意力集中在呼吸上，让呼吸的感觉充实你的意识。如此来来回回几次，自然可以进入极度的放松状态。

第二步：现在，请你在内心世界里找一找，有没有一个安全的地方。在这里，你能够感受到绝对的安全和舒适。它应该在你的想象世界里——无论它在这个世界或者这个宇宙的什么地方……这个地方只有你一个人能够造访，你也可以随时离开；你可以带上有用的、可爱的东西……你可以给这个地方设置一个界限，让你能够独自决定哪些东西被允许带进来，但真实的人不能被带到这里来。如果你在寻找安全岛的过程中出现了不舒服的画面或者感受，别太在意这些，你应该告诉自己：现在，你只是想找一个美好的、感到舒服的、有利于康复的地方……

第三步：察觉自己的感受。如果感觉有点冷，你可以想象一下，太阳出来了，照在你的身上，你的身体越来越暖和了。如果你感觉有些热，你可以想象一下，现在一阵阵清凉的风吹过来，吹在你的身上……你也有可能会有消极的想象，比如："暴风雨来了，我找不到回家的路，我好害怕！"别担心，想象自己手中有一支神奇的魔棒吧！只要一挥手中这支神奇的魔棒，乌云就散去了，太阳又出来了，天又晴了。或者想象自己手中有一个像电视遥控器一样的东西，只要一按这个遥控器，眼前的画面就像电视机换频道一样，又回到原来的那个美好景象了。发挥你的想象吧！还有什么能带进来，还有什么需要增添，只要这些东西能让你感觉到安全，你就可以一直想象，直到你真的感到很舒服为止。

第四步：请你仔细体会，你的身体在这样一个安全又温暖的地方，你看见了什么？你听见了什么？你闻到了什么？你的肌肉有什么感觉？……请你尽量调动你的视觉、听觉、嗅觉、触觉、本体感觉，仔细地体会现在的感受，这样你就知道，到这个地方的感受是什么样的……

第五步：如果你在你的小岛上感觉到绝对的安全，就请你用自己的躯体设计一个特殊的姿势或动作，做这个姿势或动作，你便可以随时回到这个安全岛来。比如你可以握拳，或者把手摊开。以后当你一做这个姿势或动作时，你就能快速到达你的内在安全岛。请你做这个姿势或动作，全身心地体会一下，在这个安全岛的感受有多么美好……

第六步：收回你的这个姿势或动作，平静一下，慢慢地睁开眼睛，回到自己所在的房间，回到现实世界中。如果你很认真、明确地完成了自己内在安全岛的构建，能完全体会到安全、舒适的感觉，就可以在自己情绪状况不好的时候加以使用了。如果一次练习达不到理想的效果，可以多次练习。当能达到理想的效果时，

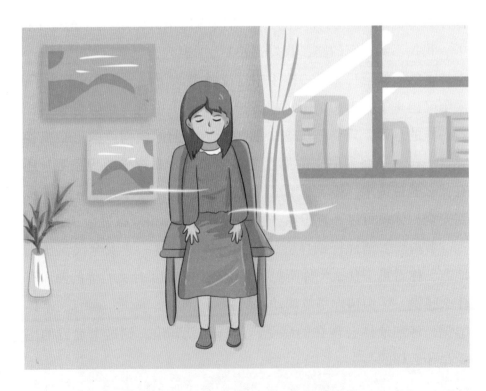

就将此时的安全岛模式固化，形成你的、独一无二的安全岛。当你伤心、难过、愤怒或焦躁时，做某个姿势或动作，你就可以进入你的内在安全岛，从而重新获得愉悦、平静的心情。

24. 积极暗示

心理暗示的本质在于暗示性。它可在人毫无防备的情况下悄悄进入人的潜意识，通过潜意识对人的情绪及意志产生影响，进而影响人的行为。因此，心理暗示能否支配或影响人的行为，直接关系到成败与否。

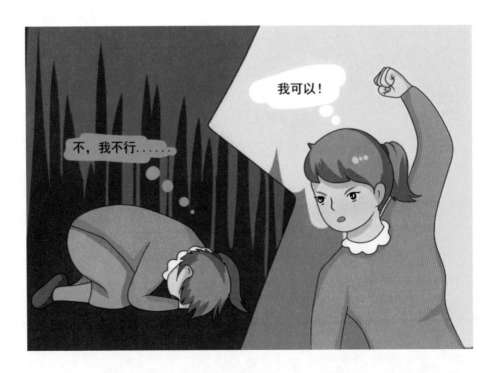

美国成功学创立者拿破仑·希尔说："一切的成就，一切的财富，都始于一个意念。"意念即心理暗示，它分为积极和消极两种。心理学研究证实，积极暗示对我们的心理及生理起很大的作用。中国的古人善于使用积极的心理暗示激励人心，如"失败是成功之母""吃得苦中苦，方为人上人""梅花香自苦寒来"。

那么，如何进行积极的心理暗示呢？

（1）寻找自身优点。

每个人都有优点，要善于发现自己的优点，如"天生我材必有用""我不漂亮，但很温柔、很可爱"。

（2）看淡消极因素。

每个人都有缺点，千万不要拿自己的缺点跟别人的优点比较，看淡自己的不利因素，如"人非圣贤，孰能无过""人生难得糊涂"。

（3）多说积极的语言。

多说激励自己的话，让自己心态更好，如"我能行""我可以""我会成功的"。

（4）常赞美别人。

赞美别人不仅是一门艺术，还能让自己身心愉悦，如"你真好看""你很能干""你的秀发看起来很不错"。赞美是会传播的，当我们赞美了别人，别人也会回馈赞美给我们。

我们可以每天练习积极暗示，甚至在起床洗漱时，对着镜子说："我今天看起来很不错""我今天精神很好""今天我真开心"。这样，每天就美美地开始了。

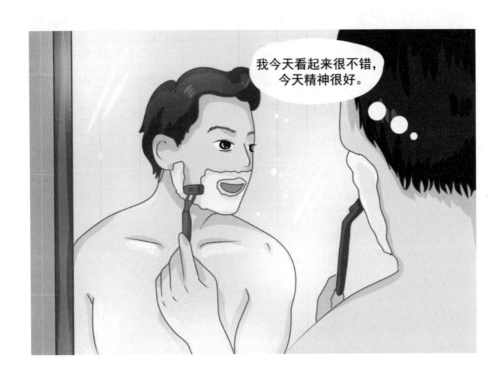

　　人生的道路那么漫长，总会遇到挫折和困难，让我们一起练习积极暗示，保持乐观的心态。

自我关爱篇

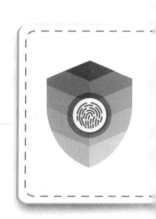

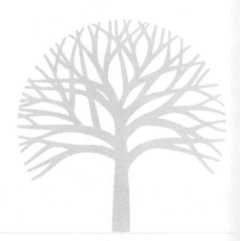

25. 室内锻炼方法

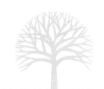

25.1　防控疫情不出门，室内锻炼强体格

　　当前新型冠状病毒肺炎疫情形势严峻，避免外出是减少相互感染最有效的方式。在家中进行适当的锻炼，能够保持健康的生活方式，有利于身心健康，提高自身免疫力，抵抗病毒。如

宅在家，如何调整自己的生活方式？

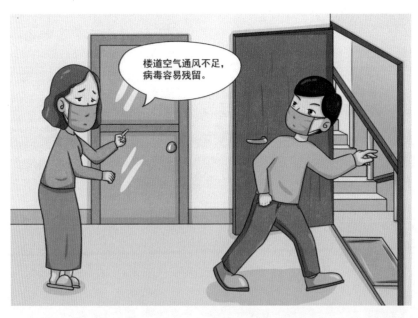

果出现乏力、发热等症状被医生建议居家隔离或者处于疾病恢复期，那么请暂时不要剧烈运动。

👉 **医生建议**：

①循序渐进。如果平时不注意锻炼，一开始锻炼时就盲目锻炼，很容易造成运动损伤。有研究显示，若初次使用10公斤哑铃训练超过10分钟，很容易造成上肢的运动损伤，因此一定要循序渐进。每周训练量不要超过上周训练量的110%。如果有关节疼痛，训练量以不加重关节疼痛为准。

②适度。任何运动和锻炼都会"过犹不及"，建议膝关节疼痛患者练习静蹲以增强下肢肌肉力量。但是，不建议进行大角度深蹲训练，这种深蹲会加重膝关节软骨的磨损。建议中老年膝关节疼痛患者使用小角度浅蹲的方法进行锻炼。喜欢登山的健身爱好者不能进行野外爬山时，可以采用上下楼梯的方法进行高强度锻炼。但是此种锻炼方式要谨慎进行，因为好多楼道空气通风不足，病毒容易残留；高强度的爬楼锻炼很容易造成髋、膝、踝关节处的软骨磨损，会造成不可逆损伤。

③切合年龄。锻炼要切合实际，尤其要根据自身特点，特别是年龄特点。中老年人如果有条件可以在家中的跑步机上进行健身，也可以蹬一蹬健身单车，走一走椭圆机。年轻人则可以利用器械健身，也可以进行波比跳（立卧撑）。波比跳能高强度、短时间燃烧脂肪，进行全身锻炼，但不适合老年人，容易引起心脑血管意外。

④合理饮食。居家锻炼也要合理饮食，尤其是过节期间，在锻炼的同时要减少过度油腻食物尤其是油炸食物的摄入，避免过度饮酒和吸烟。对于平时血尿酸偏高的人群，尤其要注意避免痛风的发作，在锻炼的同时，应减少酒类尤其是啤酒、高嘌呤食物如动物内脏和海鲜的摄入。

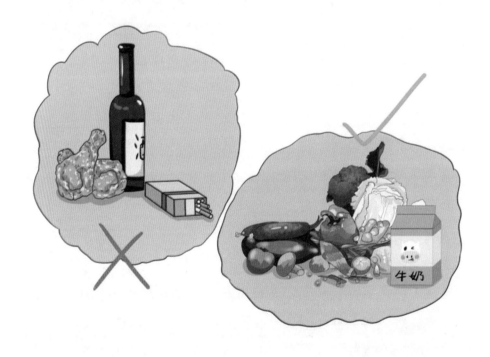

25.2　室内锻炼方法多，传统保健有特色

　　传统保健体育是中华民族数千年来在生产、生活和与疾病做斗争中强身健体的经验总结，是我国优秀文化中的瑰宝。它对预防疾病、强身益智、延年益寿等有重要作用。传统保健体育依靠

人体自身的能力，通过调养精神和形体，起到改善人的整个机体功能的作用。它既能养生又能治病，具有医疗和体育的双重属性。下面简要介绍太极拳、五禽戏、八段锦。

（1）太极拳。

太极拳可以说是我国的一项特色健身运动。研究发现，打太极拳可以提高人体的平衡能力；经常练习太极拳有助于保护大脑的触觉区域，避免大脑在 40 岁之后快速退化。24 式简化太极拳也叫简化太极拳，是国家体育总局于 1956 年组织太极拳专家汲取杨氏太极拳之精华编串而成的。尽管只有 24 个动作，但相比传统的太极拳套路来讲，其内容更显精练，动作更显规范，并且也能充分体现太极拳的运动特点。

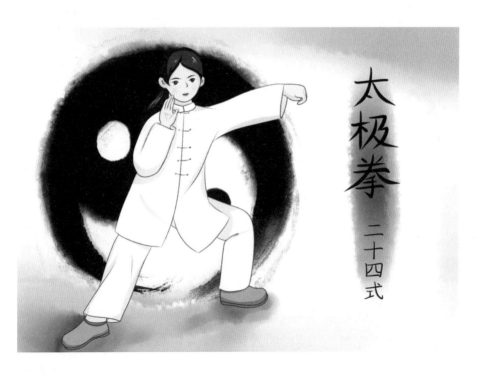

太极拳 二十四式

（2）五禽戏。

"健身气功·五禽戏"的动作编排按照《三国志》的虎、鹿、熊、猿、鸟的顺序，动作数量按照陶弘景《养性延命录》的描述，每戏 2 个动作，共 10 个动作，分别仿效虎之威猛、鹿之温驯、熊之沉稳、猿之灵巧、鸟之轻捷，力求蕴涵"五禽"的神韵。

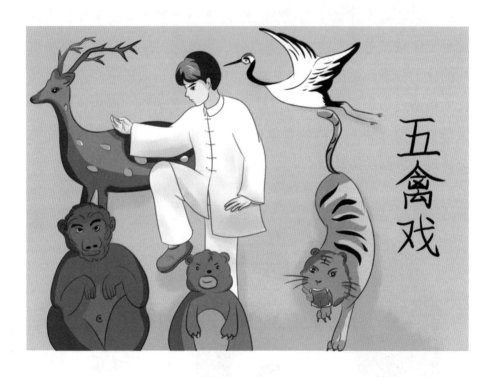

（3）八段锦。

八段锦是一套独立而完整的健身功法，起源于北宋，至今有800 多年的历史。古人把这套动作比喻为"锦"，意为五颜六色，美丽华贵。其动作舒展优美，被认为"祛病健身，效果极好，编排精致，动作完美"。现代的八段锦在内容与名称上均有所改变。此功法分为八段，每段一个动作，故名为"八段锦"。练习时不需器械，不受场地局限，简单易学，不耗时间，作用极其显著。适合男女老少，能强身健体，增强免疫力。

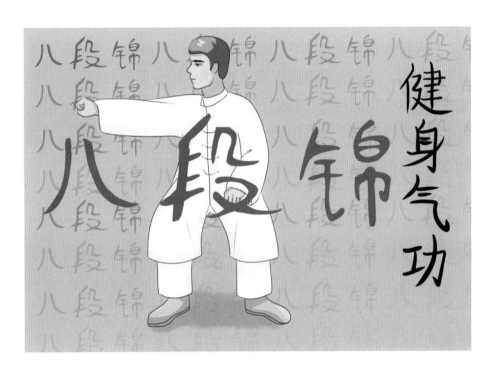

25.3　室内运动的其他选择

（1）跳韵律操。

找一段韵律操视频跟着跳，不但可以针对身体某一部位进行锻炼，还可以塑造完美曲线。其简单易行，没有场地的限制；还可以为家里增加一点活跃的气氛，可使自己每天更有活力。

（2）举哑铃。

举哑铃可以起到瘦手臂的效果。要注意的是，在哑铃的选择上，要选择适合自己的重量：太轻没有作用，太重不但不能减肥还会长肌肉。应选择那种曲臂举起后让人感到用力但不费力的哑铃。

（3）挺进步行。

把左脚向前迈进一大步，然后慢慢放低右膝盖，直到它几乎与地面接触。注意左膝盖要弯成90°，身体重心压向左脚。然后站起身来把右脚靠向左脚，再把右脚迈向前方。重复做之前的动作，每只脚做 8 次。如果刚开始有些困难，可在原地做挺进运动，每侧身体做 8 次后，再换另一侧身体重复做。

（4）蜷缩起坐。

双臂交叉紧抱胸前，双腿弯曲，脚后跟距臀部 30 ~ 50 厘米；脚掌放平，脚尖钩住家具底沿，上身向后平躺；起来时躯干和头部前倾，尽量碰触脚尖钩着的家具。1 分钟里不间断地重复。这种锻炼能强健腹部肌肉，避免脊椎下端疼痛，能保持良好的身体姿态。

（5）3 分钟踏跳

在地板上放一只小板凳或一捆报纸，高度约 30 厘米，先将右脚踏在板凳上，左脚踩地，然后双脚同时交换位置——左脚踏凳，右脚踩地。这样交替进行，每分钟做 24 次。这种锻炼可以锻炼心脏对持久类活动的反应，减少心脏受损害的危险。

（6）体转运动。

左脚向左一步，同时双臂侧平举，上体左转 90°，左臂于体后屈肘，手背贴腰，右臂胸前平屈、手指触左肩，然后双臂伸直，经胸前成左臂胸前平屈、右臂侧举，同时上体右转 180°，眼看右手，再还原成直立。左右各转 4 次，共做 2 组。

（7）体前屈。

站立，抬头，挺胸，双肩打开，双脚分开与肩同宽；双臂上举，伸直，交叉，握拳；上身先慢慢前倾，与身体成90°，然后继续向腿部靠拢；双臂与上身同步，并用力下压，使胸部尽量贴近腿部。整个过程中腿尽量不要弯。共做8次。

（8）跳绳。

跳绳是一项老少皆宜的健身运动，主要锻炼小臂肌肉、腿部肌肉和脚腕力量。当有足够的空间时，跳绳可以随时随地进行。

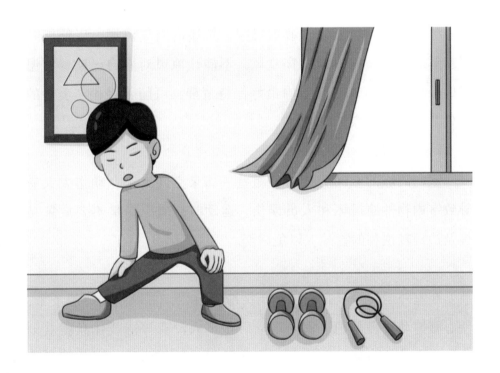

新型冠状病毒暴发在寒冷的冬季，进行室内锻炼需要注意通风保暖，做好热身运动，以免受凉感冒。

（1）室内必须保持通风良好，因为运动后人体的血液流动加剧，需要大量供氧。

如果室内环境相对封闭，空气流通性差，人的活动会导致室内空气污染比室外还严重。如果空气不流通，会出现头昏脑涨、恶心等缺氧症状。所以，锻炼时应保持室内空气流通，以便能呼吸新鲜的空气。但不能有穿堂风，不能让凉风对着自己吹。室温最好保持在 15～20℃。室内最好保持清静，可随着轻松、美妙的音乐节拍进行锻炼。

（2）运动前应充分热身，动作不宜太剧烈。

室内锻炼的空间应相对宽敞些。如果空间太小、动作太大易导致室内物件的损坏和人员误伤。运动时，周围尽量不要放置易爆及边角较锐利的物品，以免碰伤。

（3）运动后不宜立刻洗澡。

在室外运动后应有一个漫步缓冲的过程，可以让人冷静下来，使心脏搏动慢慢平稳。室内运动后很多人没有等待或休息就立刻洗澡，容易使身体冷热交替，多余热量无法正常排出，从而导致感冒和血管破裂等。

26. 营养食谱

注意食品安全，应严格遵守以下原则：

①不吃野味（病毒可能来自野味，例如竹鼠等）。

②处理生食和熟食的切菜板及刀具要分开。

③处理生食和熟食时要洗手。

④将肉和蛋类彻底煮透、煮熟。

宅在家，
如何吃才能更健康？

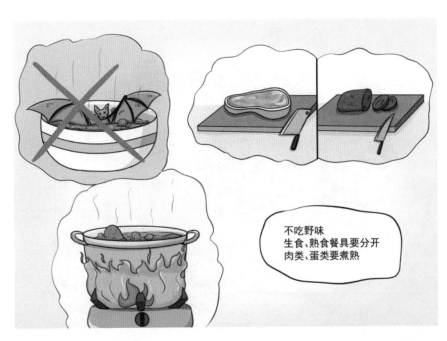

不吃野味
生食、熟食餐具要分开
肉类、蛋类要煮熟

具体要求：

①保证高蛋白类食物摄入，包括鱼、肉、蛋、奶、豆类和坚果，在平时的基础上适当加量。

②多吃新鲜蔬菜和水果，在平时的基础上适当加量。

③适当多饮水，每天不少于1500毫升。

④食物种类丰富多样，每天不少于20种食物；不要偏食，荤素搭配。

⑤饮食不足者、老年人及慢性消耗性基础疾病患者，可适当增加商业化肠内营养制剂（即特医食品）的摄取量，每天额外补充热量不少于500大卡（1大卡＝4.186千焦）。

⑥疫情期间不要节食，不要减重。

⑦疫情期间，适量补充复方维生素、矿物质及深海鱼油等保健食品。

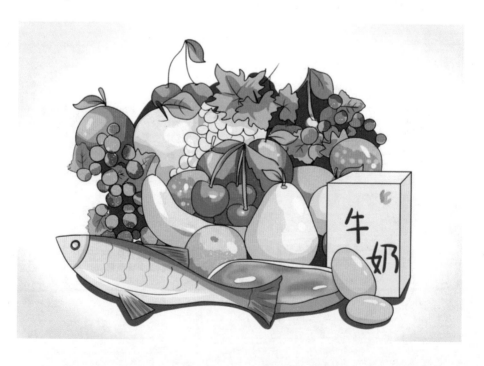

可参考食谱：

时间	早餐	加餐	中餐	加餐	晚餐
主食	牛奶/ 豆浆/ 小米粥/ 燕麦粥/ 红薯粥/ 面条	梨/ 苹果/ 坚果	白米饭/ 杂粮饭/ 水饺	苹果 橙子/ 猕猴桃/ 香蕉	牛肉/ 面条/ 包子
搭配			清蒸鲫鱼/ 基围虾/ 猪蹄炖黄豆/ 萝卜炖排骨/ 西红柿炒蛋/ 醋熘土豆丝/ 芹菜香干/ 清炒时蔬		红烧牛肉/ 辣椒炒鸡/ 清蒸鲈鱼/ 胡萝卜炒肉/ 蒜苗腊肉/ 西兰花/ 花菜/ 紫菜蛋汤/ 清炒时蔬

希望篇

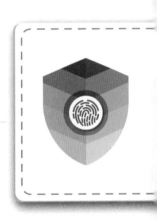

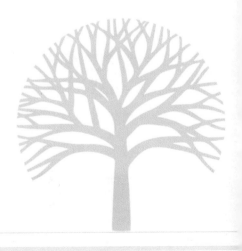

27. 众志成城　战胜病毒

　　和大家分享两个故事，如果你已经读过，不妨在这个容易找到闲暇时光的特别日子里，再回顾一下。

　　故事的主人公都是名人，但她们首先和我们一样也是普通人，甚至对她们来说，想做一名普普通通的人，都是一种奢望。

　　张海迪，1955 年 9 月 16 日出生于山东省济南市。张海迪小时候患脊髓血管瘤导致高位截瘫，从那时起，便开始了她独特的人生。15 岁时，跟随父母下放莘县的张海迪，给当地孩子当起了老师。她还自学针灸医术，为乡亲们无偿治疗。后来，张海迪还当过无线电修理工。她虽然没有机会走进校园，却发愤学习，学完了小学、中学的全部课程，自学了大学英语、日语、德语以及世界语，并攻读了大学本科和硕士研究生课程。

　　1983 年，张海迪开始从事文学创作，她先后翻译了数十万字的英语小说，编著了《生命的追问》《轮椅上的梦》等著作。2002 年，30 万字的长篇小说《绝顶》问世。《绝顶》被中宣部和新闻出版总署列为向"十六大"献礼重点图书，并连获"全国

新型冠状病毒肺炎大众防护与心理疏导

第三届奋发文明进步奖"图书奖、"首届中国出版集团图书奖"、"第八届全国优秀青年读物奖"、"第二届中国女性文学奖"、"五个一工程"图书奖。从1983年开始，张海迪创作和翻译的作品超过100万字，名噪中华，获得了两个美誉——"八十年代新雷锋"和"当代保尔"。邓小平同志为她亲笔题词："学习张海迪，做有理想、有道德、有文化、守纪律的共产主义新人。"

张海迪值得我们学习，是因为她在残酷的命运挑战面前，没有沮丧，没有沉沦；她以顽强的毅力与疾病抗争，是坚强的意志撑起了她独特的蓝天。

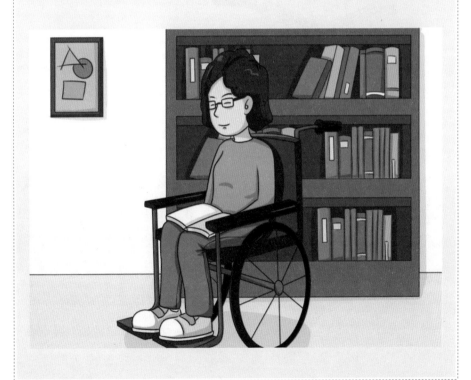

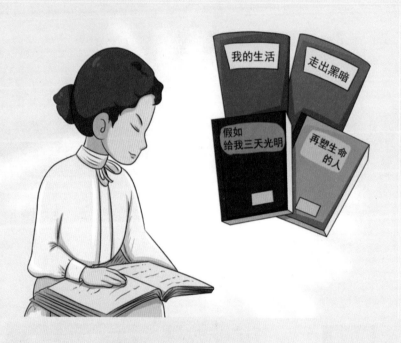

　　海伦·凯勒，1880年6月27日出生于美国。在出生后的第19个月时患急性脑充血而被夺去视力和听力。1887年，她与莎莉文老师相遇，莎莉文老师教她认字，让她与别人沟通，再教导她一些生字的意思，让她陆续学懂了鲜花、水、太阳等，并让她认为爱就是温暖的阳光。1899年6月海伦·凯勒考入哈佛大学拉德克利夫女子学院，1968年6月1日逝世，享年88岁，却有87年生活在无光、无声的世界里。她先后完成了14本著作，其中最著名的有《假如给我三天光明》《我的生活故事》《石墙故事》。她致力于为残疾人造福，建立了许多慈善机构，1964年荣获"总统自由勋章"，次年入选美国《时代周刊》评选的"二十世纪美国十大偶像"，是美国著名的女作家、教育家、慈善家、社会活动家。"人生最大的灾难，不在于过去的创伤，而在于把未来放弃"是她众多名言中的一句。

　　海伦·凯勒值得我们学习，不仅是因为她那不屈不挠的奋斗精神、深入骨髓的善良与爱心，还有从未放弃过对生活的希望。

　　自2020年1月以来，因新型冠状病毒肺炎疫情呈全国性蔓延趋势，形势紧迫，党中央、国务院密集出台联防联控政策，各地医务工作者纷纷驰援武汉，举国上下抗击疫情。伴随疫情的进展和传染病防控力度的加大，社会人群中出现不同程度的心理焦虑、无助、恐惧、情绪低落，甚至容易激怒、疑心加重等，实属正常心理反应，但如不及时给予疏导和化解而演变为心理危机甚至创伤后应激障碍，将会影响到我们的生产生活乃至社会的和谐进步。

　　生命高于一切，党和政府从来没有忘记人民群众的民生问题，把人民健康看作是民族昌盛和国家富强的重要标志。疫情发生以来，习近平总书记高度重视，作出一系列重要指示，多次主持召开会议，对疫情防控工作进行研究部署，提出明确要求：各级党委和政府及有关部门要把人民群众生命安全和身体健康放在第一位，制定周密方案，组织各方力量开展防控，采取切实有效措施，坚决遏制疫情蔓延势头。根据疫情发展，国家将新型冠状病毒肺炎纳入法定传染病乙类，采取甲类传染病的预防、控制措施，推动疫情防控工作在各地有力、有序地展开。

　　我们个人在面对来势汹汹的新型冠状病毒肺炎疫情时，首先要从思想上重视。在疫情面前，任何人都不是旁观者，无法置身事外；所有人都是主人翁，都应该承担起应尽的社会责任。要按照国家控制传染病的各项决策部署，严格落实好各项防控措施，减少或避免参加聚会活动，减少不必要的外出和旅行，户外做好呼吸道防护，科学佩戴口罩，时刻注意手部卫生，勤洗手，保护好自己，保护好家人，不做感染者和传染源。

对此次疫情的"罪魁祸首"——新型冠状病毒我们要有一定的认识。知道病毒的结构特点，我们就知道使用何种物理、化学的手段在短时间内将病毒杀死；知道病毒的传播途径，我们就更能理解佩戴口罩的重要性；知道感染病毒后的主要临床表现，我们就要提高警惕，时刻关注自己和家人的身体状况，做到发现问题早就医、早隔离。如果每一位公民都能勤于学习、主动掌握病毒的基本知识，则不啻于掌握了一种战胜病毒的"核武器"，扭转局势，控制疫情，打赢疫情防控阻击战，指日可待。

面对电视、报纸等新闻报道中每天增加的确诊病例数，以及各类自媒体发布的所谓小道消息，我们要冷静分析对待，不轻易相信并传播谣言。对于因为疫情而导致的自身恐惧、焦虑或者强迫行为，我们要正确认识，从某种程度上来说，这是机体的自我防卫，告诫我们远离危险区域和人群，避免受累。当然，如果察觉异常或者经别人提醒异常，就要及时寻求心理援助或者就医。

我们要加强自我关爱，因为你关爱的不仅仅是你自己，你的自我关爱将还会使你的家人、亲友乃至社会获益。在疾病流行期间，保证充足的睡眠、保持足够的食物营养摄入、坚持适度的身体锻炼，是最基本的自我关爱。

回顾张海迪和海伦·凯勒的成长经历，我们不难发现，她们共同拥有勇于面对困难、意志坚定、珍惜生命、热爱生活和善良友爱的优秀品质。越是面对艰难困苦，这些品质就越发弥足珍贵，如果说我们原来尚未重视，那这场疫情正好给了我们重塑自己的机会，培养积极向上、坚强乐观的心态从现在做起。

　　中华民族自古以来多受磨难，龙的传人在五千多年的发展中，形成了以爱国主义为核心的团结统一、爱好和平、勤劳勇敢、自强不息的伟大民族精神。新型冠状病毒肺炎疫情防控工作好比没有硝烟的战争。"万众一心，没有翻不过的山；心手相牵，没有跨不过的坎。"在以习近平同志为核心的党中央的坚强领导下，充分发挥制度优势，坚定信心、同舟共济、科学防治、精准施策，14亿中国人民团结一心，众志成城，就一定能汇聚起疫情防控的强大力量，夺取这场阻击战的全面胜利。

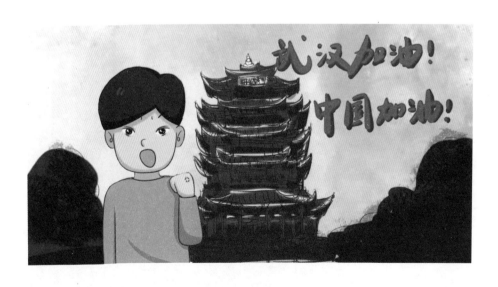